DR. ANDREA FLEMMER | ANNE KAMP

Stevia

Die gesunde & kalorienfreie Zuckeralternative

THEORIE

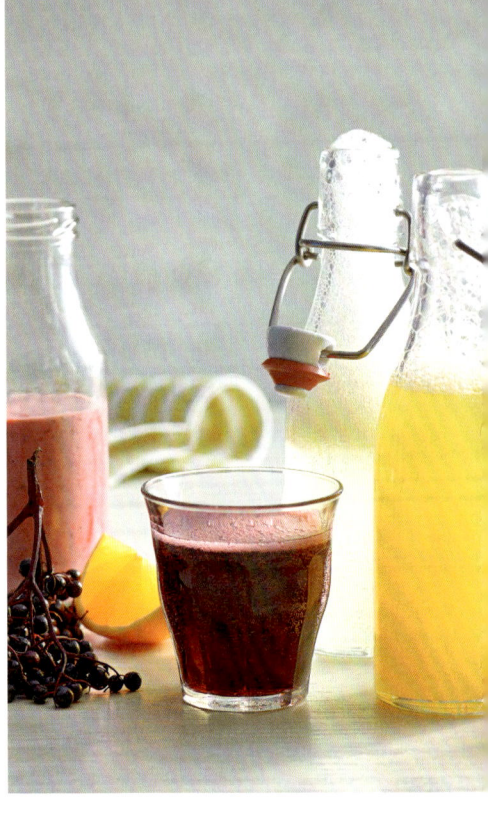

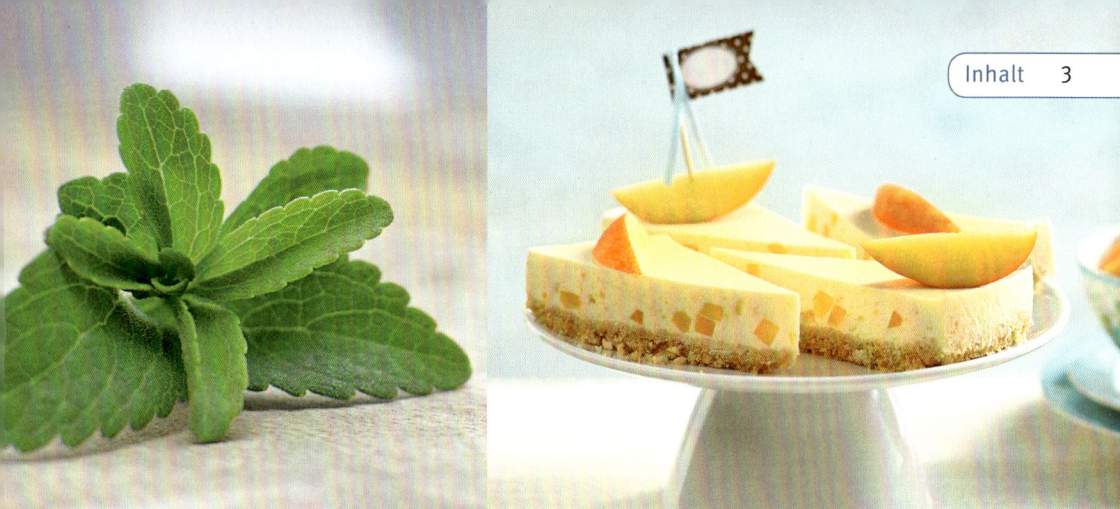

PRAXIS

SERVICE

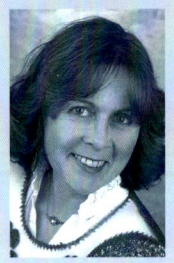

Dr. Andrea Flemmer ist Dipl.-Biologin, Ernährungswissenschaftlerin und Fachbuchautorin. Nach der Promotion im Bereich Biologie begann sie als kommunale Umweltschutzbeauftragte und hielt Vorlesungen an der Fachhochschule München. 2002 erhielt sie den Neubiberger Umweltpreis. Als Autorin veröffentlichte sie zahlreiche Bücher rund um Gesundheit und Ernährung, die oftmals von Fernsehauftritten begleitet wurden. Auch Sendungen im Bayerischen Rundfunk mit Dr. Marianne Koch und eine eigene Sendung über Vitamine bei Radio Melodie gehören dazu.

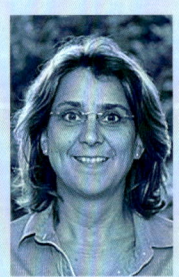

Anne Kamp (Dipl.-Oecotrophologin) arbeitet in einer Praxis für Ernährungstherapie, in der sie seit vielen Jahren Menschen mit ganz unterschiedlichen Erkrankungen begleitet. Neben Übergewichtigen und Diabetikern sind es vor allem Menschen mit Nahrungsmittelunverträglichkeiten, die von ihrer Fachkompetenz und Erfahrung profitieren. Ihre zusätzliche Ausbildung zur Hauswirtschaftsmeisterin sowie die Leidenschaft fürs Kochen und Backen hilft ihr, den Speiseplan der Patienten mit leckeren, gesunden und verträglichen Gerichten zu füllen.

EIN WORT ZUVOR

Zucker schmeckt süß und ist beliebt. Etwa 37 Kilogramm jährlich und täglich etwa 100 g Zucker pro Kopf essen wir in Deutschland. Dazu kommen noch Honig und der Zucker aus Früchten. Die Geschmacksrichtung süß ist eine angeborene menschliche Vorliebe. Unsere Ahnen hatten über Jahrhunderte nur süße Früchte und Honig als Nascherei zur Verfügung, in der heutigen Zeit kommen Zuckerrohr, Zuckerrüben, künstliche Süßstoffe und der natürliche Süßstoff aus der Steviapflanze hinzu. Bezahlte man im 14. Jahrhundert umgerechnet etwa 24 Euro pro Kilogramm Zucker, kostet er heute weniger als einen Euro.
Da Zucker so preisgünstig und damit jederzeit verfügbar ist, wurde er auch immer beliebter. Gesund ist er jedoch nicht. Übergewicht und Diabetes Typ 2 sind nur zwei der äußerst schädlichen Folgen, die einem übermäßigen Zuckergenuss zugeschrieben werden. Auch die Weltgesundheitsorganisation (WHO) fordert Gegenmaßnahmen und will den weltweiten Zuckerverbrauch auf 20 g pro Kopf und Tag verringern.
Zucker liefert ausschließlich Energie. Vitamine, Mineralstoffe, sekundäre Pflanzenstoffe oder andere gesunde Nährstoffe enthält er nicht. Dagegen liefern die Süßstoffe aus der Steviapflanze Süßkraft ohne Kalorien. Sie können gegen viele Krankheiten eingesetzt werden: neben der Therapie von Übergewicht und Adipositas, Diabetes mellitus, bestimmten Fett- und Kohlenhydratstoffwechselstörungen sowie Leberverfettung. Schätzungen zufolge wäre die Verwendung von Süßstoffen für mehr als die Hälfte der deutschen Bevölkerung sinnvoll. Deshalb ist es gut, dass nach dem jahrzehntelangen behördlichen Zulassungsmarathon Stevia endlich als Lebensmittel erlaubt ist.
Versüßen Sie sich Ihr Leben natürlich und gesund mit Stevia!

Dr. Andrea Flemmer & Anne Kamp

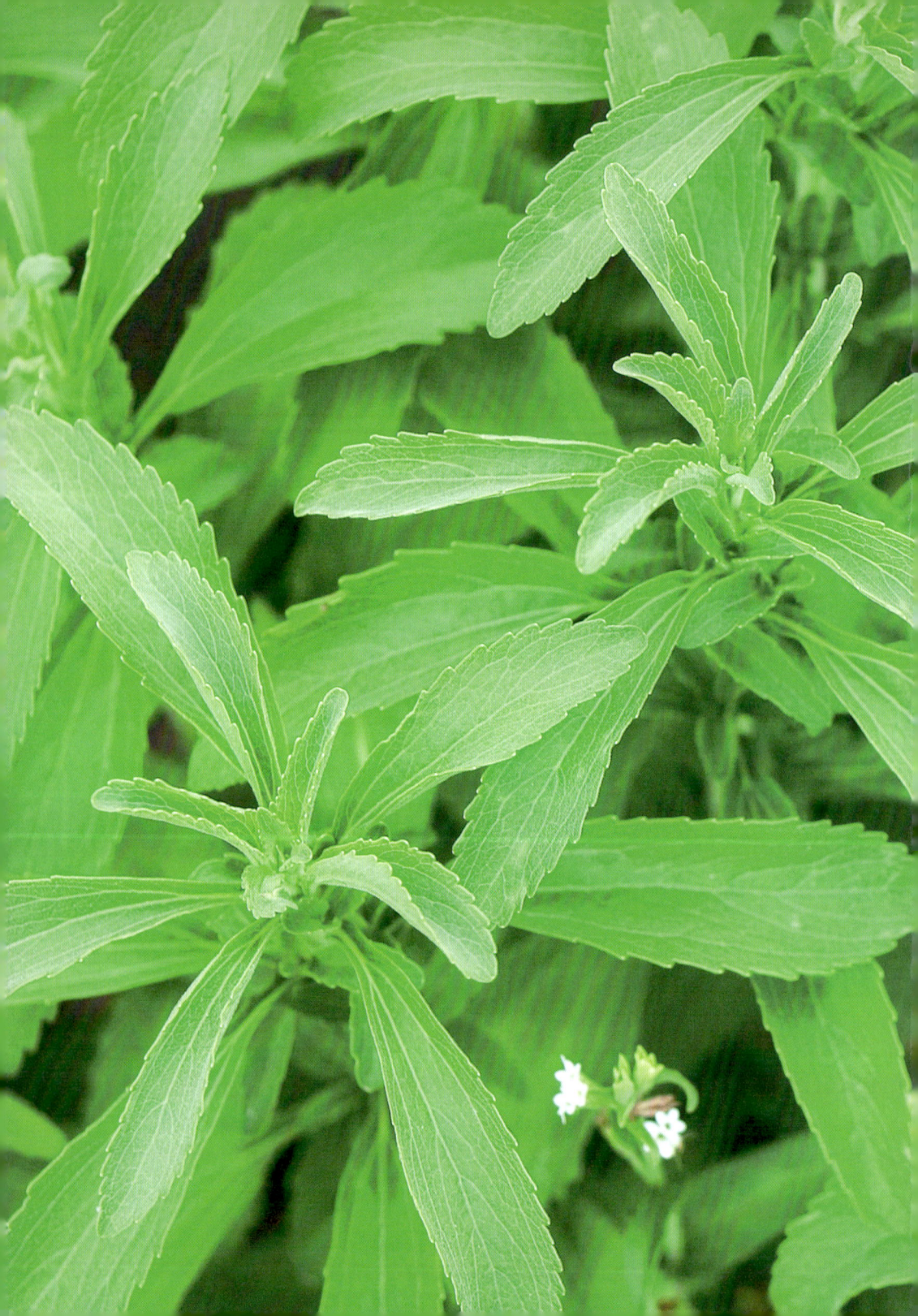

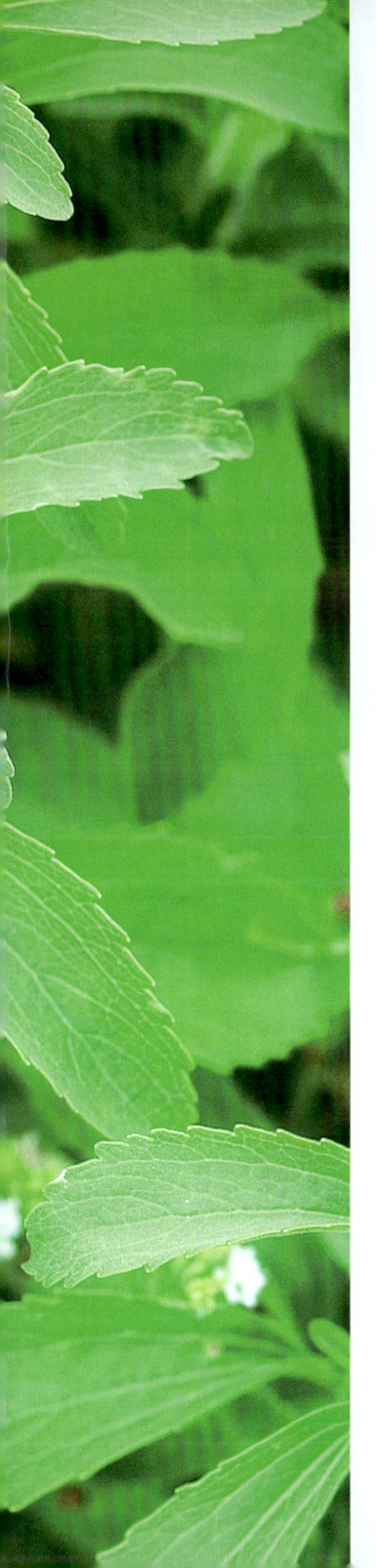

STEVIA STATT ZUCKER

Es muss nicht immer Zucker sein! Dank der natürlichen Süßstoffe von Stevia können wir Süßes in
vollen Zügen genießen – ohne schlechtes Gewissen
und ohne Nachteile für unsere Gesundheit.

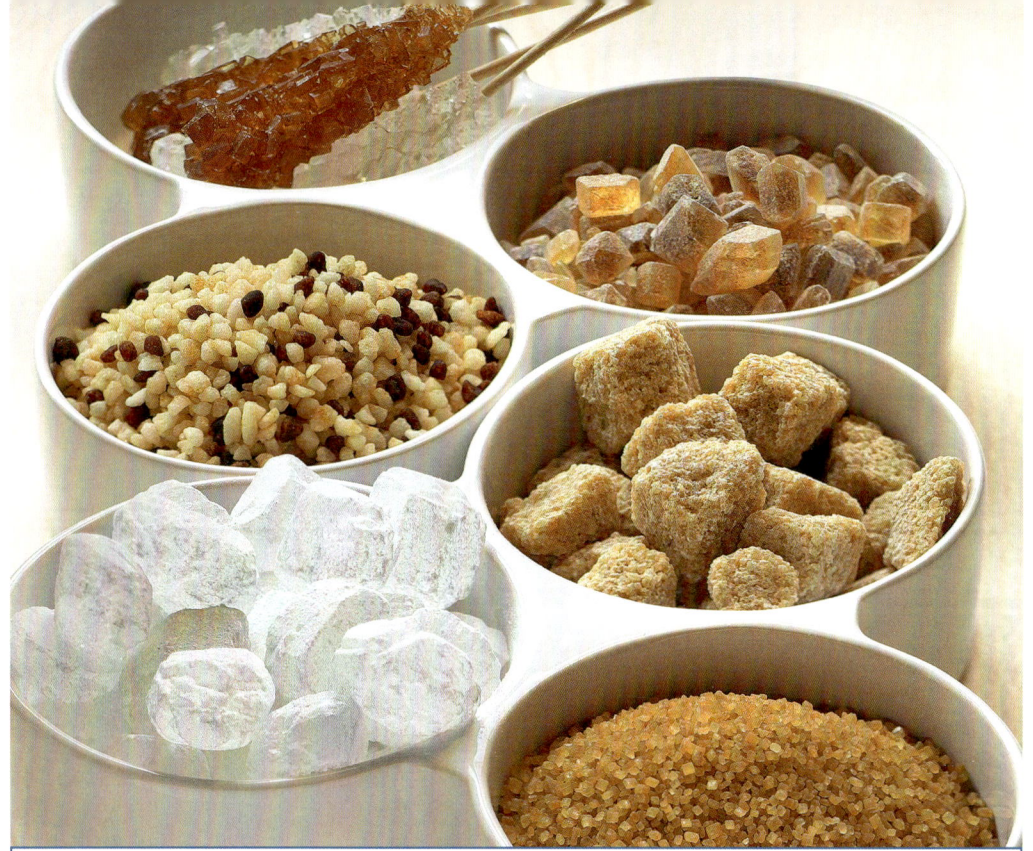

Zucker und sein Ersatz

Seit Jahrhunderten wird die Pflanze Stevia rebaudiana Bertoni in Südamerika zum Süßen von Tee und Speisen verwendet. Lange hat es gedauert, bis die süßen Steviainhaltsstoffe auch bei uns als Süßstoff zugelassen wurden – sicherlich mit ein Grund, warum die Pflanze nahezu Kultstatus erreicht hat. In Japan, wo künstliche Süßstoffe aus gesundheitlichen Gründen verboten sind, werden die Süßstoffe aus den Steviablättern seit Jahrzehnten als Zuckerersatz verwendet. Was ist dran an dieser kalorienfreien, natürlichen Süße?

Was ist Stevia eigentlich?

Stevia ist eine blattreiche, krautige Staudenpflanze, die in Südamerika in subtropischen Breiten vorkommt. Sie stammt aus dem Hochland von Amambay in Paraguay und Brasilien, wo sie auch zuerst kultiviert wurde. Die heimischen Guaranay-Indianer süßen mit den Blättern der Pflanze seit Jahrhunderten ihren Mate-Tee. In Südamerika werden die getrockneten Blätter schon immer auf den Märkten angeboten.

Es gibt 150 Steviaarten, doch nur Stevia rebaudiana Bertoni hat die bewährten Süßstoffeigenschaften. Sie wird oft als »süßes Kraut Paraguays« oder auch als die »süßeste Pflanze der Welt« bezeichnet und ist auch als Süßkraut, Süßblatt oder Honigkraut bekannt.

Steviaprodukte zum Kaufen

Im Handel werden vor allem die aus den Blättern extrahierten süß schmeckenden Substanzen (Steviolglykoside) als Pulver oder Flüssigkonzentrat angeboten. Doch Sie erhalten auch getrocknete Steviablätter (ganz, geschnitten oder gemahlen) und können Stevia zum Selbstanbau als Samen oder Pflanzen kaufen (siehe S. 80 f.). Die getrockneten Blätter – sie haben etwa die 15- bis 30-fache Süßkraft von Zucker – können Sie einfach mit Teeblättern aufgießen und erhalten so einen bereits gesüßten Tee. Die meisten Steviaprodukte bestehen aus isolierten Süßstoffen der Steviablätter, aus Steviosid und Rebaudiosid A. Steviolglykoside – so der Sammelbegriff für Steviosid, Rebaudioside und Co. – sind 300- bis 450-mal so süß wie Zucker. Wenn im Folgenden allgemein von Stevia gesprochen wird, sind Steviolglykoside gemeint, sofern nicht extra auf die Pflanze oder die Blätter hingewiesen wird.

Die positiven Wirkungen von Stevia

Wie alle Süßstoffe ist Stevia kalorienfrei – so kann man Süßes ohne schlechtes Gewissen genießen. Stevia ist auch hervorragend für Diabetiker geeignet, da es den Blutzuckerspiegel nicht beeinflusst. Zudem ist Stevia nicht kariogen, das heißt, es führt im Gegensatz zu Zucker nicht zur Bildung von Zahnbelag und damit zur Entstehung von Karies.

KINDER

Die meisten Kinder lieben Süßes über alles. Wenn Sie mit Stevia backen, kochen oder leckeres Eis und Limonaden zubereiten (siehe ab S. 87), können Sie den Zuckerkonsum Ihrer Familie deutlich senken.

Warum wir den süßen Geschmack lieben

IMMER MEHR
Die Zuckerproduktion steigt kontinuierlich: Anfang der 1970er-Jahre lag sie bei 75 Mio. Tonnen weltweit, 2010 bei über 150 Mio. Tonnen.

Der Mensch ist in seiner Entwicklung in die Natur eingebunden. Zwei Millionen Jahre lang hatten diejenigen Vormenschen einen Überlebensvorteil, die regelmäßig an energiereiche Nahrung herankamen. Das Gehirn, das sich im Laufe der Evolution stetig vergrößerte, benötigt sehr viel Energie. Ein wesentlicher Prozentsatz unseres gesamten Energiebedarfs geht darauf zurück; es liegt an der Spitze des Verbrauchs aller unserer Organe – das Herz eingeschlossen. Außerdem benötigten unsere Urahnen schnell verfügbare Energie, um vor plötzlich auftauchenden Feinden fliehen zu können. Einfache Kohlenhydrate, wie etwa Zucker, werden rasch verdaut und liefern deshalb im Nu neue Energie. Dies ist mit ein Grund dafür, dass wir Zucker so sehr lieben.

Süßes schon im Mutterleib

Ein weiterer Grund für unsere Lust am Zucker ist, dass uns die Vorliebe für Süßes angeboren ist. Schon die Amnionflüssigkeit (Flüssigkeit in der Fruchtblase rund um den Fötus) enthält Zucker. Etwa ab der 14. Woche beginnt das Ungeborene Fruchtwasser in kleinen Schlucken zu trinken – bis zu 3 Liter täglich – und nimmt damit auch Zucker auf. Auf diese Weise sind wir schon vor der Geburt an Süßes gewöhnt. Danach geht es sofort weiter mit der süßen Lust: Muttermilch enthält etwa sechs Prozent Milchzucker. Man nimmt an, dass Muttermilch in Verbindung mit der beim Trinken empfundenen Geborgenheit der Grundstein dafür ist, dass noch im Erwachsenenalter häufig Trost in Süßem gesucht wird. Verstärkt wird dieses Verlangen dadurch, dass industriell hergestellter Babynahrung häufig recht viel Zucker zugesetzt wird, selbst Gemüsebreie bleiben davon nicht verschont. Dies liegt weniger an dem Bedürfnis der Kleinen nach Süßem, es ist vielmehr ein Appell an den Geschmack der Mütter. Mütter geben ihren Kindern meist nur das, was ihnen auch selbst schmeckt.

ZUCKERSUCHT
Eine Studie der Universität Princeton (2008) zeigte in Tierversuchen, dass regelmäßiger Zuckerkonsum süchtig macht. Man vermutet, dass diese Ergebnisse auch auf den Menschen übertragen werden können.

Eine Fülle von industriell hergestellten Kinderlebensmitteln sind gegenüber normalen Lebensmitteln stärker gesüßt. Sie setzen die Wahrnehmungsschwelle für »süß« immer weiter hinauf. So wird schon im Kindesalter die Vorliebe für stark gesüßte Speisen geprägt.

Die Zutatenlisten aufmerksam lesen

Der größte Teil des Zuckers wird in der Nahrungsmittelindustrie verbraucht, wobei Getränkeindustrie und Süßwarenhersteller die Hauptabnehmer sind. Dass in Limonaden, Kuchen und Süßigkeiten jede Menge Zucker steckt, wissen wir. Doch es gibt immer mehr industriell verarbeitete Lebensmittel, in denen sich beachtliche Mengen Zucker verbergen, die unsere Geschmacksnerven nicht wahrnehmen, zum Beispiel in Ketchup, Essiggurken, Gemüsekonserven, paniertem Fleisch und Fisch, gebundenen Suppen und Saucen. Es lohnt sich also, die Zutatenlisten zu studieren.

Vorbild Eltern

Kinder imitieren das Essverhalten der Eltern, das heißt, wenn der Vater bestimmte Gemüsesorten nicht isst, wird der Sohn diese wahrscheinlich ebenfalls verweigern. Gehen Sie deshalb mit gutem Beispiel voran und essen Sie von allem, was auf den Tisch kommt, zumindest eine kleine Portion. Je häufiger Kindern bestimmte Lebensmittel angeboten werden, desto größer ist die Chance, dass sie diese auch essen, haben Untersuchungen ergeben. Auf keinen Fall sollten Sie der Versuchung erliegen und den Speiseplan ausschließlich nach den Vorlieben der Kinder ausrichten, zum Beispiel Nudeln und Pommes mit reichlich Ketchup (siehe oben). Als Getränke sind Wasser und gelegentlich leichte Fruchtsaftschorlen ideal. Meiden Sie zuckerhaltige Erfrischungsgetränke (auch Eistees) – sie enthalten bis zu 35 Stück Würfelzucker pro Liter.

ZUCKERVERBRAUCH

Pro Kopf und Jahr werden in der EU etwa 39 kg Zucker verbraucht. Deutschland liegt mit 37 kg im oberen Mittelfeld. Dabei werden über 80 Prozent in der Nahrungsmittelindustrie als Rohstoff verwendet.

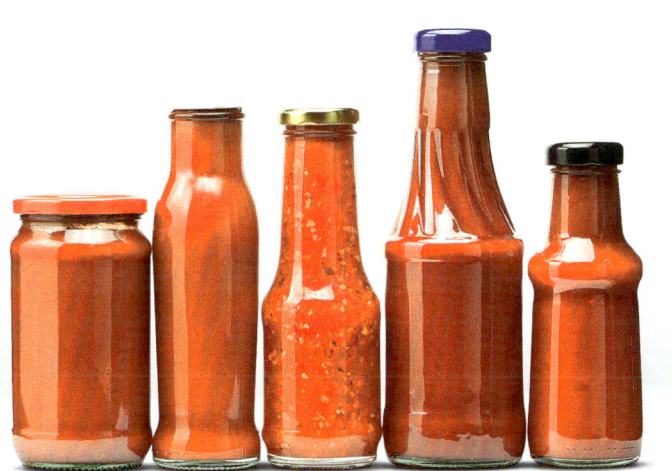

Unglaublich, aber wahr: Nicht nur in süßen Lebensmitteln, auch in Ketchup und Fertigtomatensaucen verbergen sich oft erstaunliche Mengen Zucker.

Zucker macht glücklich

Wenn wir Liebeskummer haben oder aus anderen Gründen unglücklich sind, wenn die Tage kurz sind und die Sonne nicht für gute Stimmung sorgt, tun wir uns besonders gerne etwas »Gutes« und naschen Süßes. Der Grund dafür ist ein Mangel an Serotonin, dem sogenannten »Glückshormon«, das unsere Stimmung hebt. Zucker öffnet über das Hormon Insulin den Weg dafür, dass der Eiweißbaustein Tryptophan vom Blut ins Gehirn gelangen kann und dort als Baustein für den Botenstoff Serotonin zur Verfügung steht. Allerdings haben wir ja alle schon selbst erfahren: Schokolade und Co. machen nur in Überdosen ein bisschen glücklich, auf Dauer schaden sie vor allem aber der Figur und dem Körper.

Was ist Zucker?

Als Zucker bezeichnen wir üblicherweise den Zucker, den wir im Haushalt zum Süßen von Kaffee und Tee sowie zum Backen verwenden. Es gibt jedoch noch andere Zucker, zum Beispiel Traubenzucker, Fruchtzucker, Milchzucker oder Malzzucker (siehe S. 14 f.). Diese verschiedenen Zucker werden nach der Anzahl ihrer chemischen Bauteile in Ein- oder Zweifachzucker unterschieden. Unser Haushaltszucker (Saccharose) ist ein Zweifachzucker, der aus den Einfachzuckern Glukose (Traubenzucker) und Fruktose (Fruchtzucker) besteht, in die er während der Verdauung auch aufgespalten wird. Zucker enthält keinerlei lebenswichtige Nährstoffe, also keine Vitamine, Mineralstoffe und Spurenelemente. Deshalb bezeichnet man seine Energie (4 kcal/g) auch als »leere Kalorien«.

Neben Ein- und Zweifachzuckern gibt es noch Mehr- oder Vielfachzucker, sogenannte langkettige Zuckermoleküle. Dabei handelt es sich überwiegend um Stärke aus Getreide, Kartoffeln und Hülsenfrüchten. Diese Vielfachzucker enthalten nebenbei meist auch lebenswichtige Vitalstoffe wie Vitamine, Mineralstoffe und Spurenelemente sowie verdauungsfördernde Ballaststoffe.

Damit der Körper Vielfachzucker verwerten kann, muss er sie zuerst einmal durch Enzyme in Einfachzucker aufspalten. Dafür benötigt er oft mehrere Stunden Verdauungsarbeit – dies ist der Grund, warum Vollkorn- oder Kartoffelgerichte länger satt machen als zum Beispiel ein Stück Kuchen, dessen Bestandteile Weißmehl und Zucker zum großen Teil als schnell verwertbare kurzkettige Zuckermoleküle vorliegen.

Sind die Vielfachzucker dann nach und nach in Einfachzucker aufgespalten, gehen sie durch die Darmwand ins Blut über und erhöhen den Blutzuckerspiegel. Dadurch wird das Hormon Insulin aktiviert. Es sorgt dafür, dass der Zucker in die Zellen geschleust und in Energie umgewandelt wird.

Zucker sind Kohlenhydrate

Grundsätzlich sind alle Zucker Kohlenhydrate – Trauben- und Fruchtzucker genauso wie die Stärke aus Getreide oder Kartoffeln. Kohlenhydrate kommen hauptsächlich in pflanzlicher Nahrung vor und liefern reichlich Energie. Ernährungswissenschaftler empfehlen, dass 55 Prozent unserer Nahrung aus Kohlenhydraten bestehen sollten – natürlich vorzugsweise aus Vollkorngetreide, Gemüse und Hülsenfrüchten.

Die Süßkraft der verschiedenen Zucker

Die sogenannte Süßkraft ist das Maß für das Geschmacksempfinden »süß«. Sie wird ermittelt, indem man eine dreiprozentige Lösung unseres Haushaltszuckers (Saccharose) in Wasser herstellt und mit einer dreiprozentigen Lösung des jeweiligen Vergleichszuckers beziehungsweise Zuckeraustauschstoffs geschmacklich vergleicht. Die Süßkraft von Haushaltszucker wird als Referenzwert auf 1 festgelegt.

Am stärksten süßen Einfach- und Zweifachzucker (siehe ab S. 14). Unser Haushaltszucker, ein Zweifachzucker, besteht aus Traubenzucker (Glukose) und Fruchtzucker (Fruktose). Traubenzucker alleine hat nur eine Süßkraft von 0,7, Fruchtzucker ist 1,2 mal süßer als Zucker. Milchzucker (Laktose), ebenfalls ein Zweifachzucker, hat nur eine Süßkraft von 0,2. Honig, der überwiegend aus Glukose und Fruktose besteht, ist ebenfalls süßer als Haushaltszucker: seine Süßkraft liegt bei 1,2. Grundsätzlich kann man sagen: Je länger die Zuckermoleküle, desto geringer ist die Süßkraft. Deshalb kommen zum Süßen nur Ein- und Zweifachzucker in Frage.

MYTHOS BRAUNER ZUCKER

Brauner Zucker oder Rohzucker sind übrigens keine gesünderen, sondern nur weniger gereinigte Zucker. Das ist der Grund für ihre bräunliche Farbe und den karamelligen Geschmack.

Kohlenhydrate (Saccharide) gehören zu unseren Grundnährstoffen. Sie bestehen vor allem aus Zucker und Stärke. Chemisch gesehen sind alle Kohlenhydrate aus einer unterschiedlichen Anzahl von Zuckerbausteinen aufgebaut. Entsprechend werden sie in Einfachzucker, Zweifachzucker und Mehrfach- bzw. Vielfachzucker eingeteilt.

Einfachzucker (Monosaccharide)

Die einfachsten Zucker, die aus nur einer Zuckereinheit bestehen, nennt man Einfachzucker oder Monosaccharide. Glukose, Fruktose und Galaktose bilden diese Gruppe. Einfachzucker (vor allem Glukose und Galaktose) werden besonders schnell über den Darm ins Blut geschleust, entsprechend steigt der Blutzuckerspiegel nach glukose- oder galaktosereichen Mahlzeiten rasch an.

> **Glukose** (Traubenzucker, Dextrose) kommt als Einzelsubstanz in der Natur nicht vor, sondern in Verbindung mit Fruktose in Früchten, Honig, Zuckerrüben und Zuckerrohr oder in Milchzucker, Malzzucker und Mehrfachzuckern wie Stärke (siehe rechte Seite). Der Traubenzucker, den wir als leistungssteigernde weiße Plättchen in Apotheken oder Süßwarenabteilungen angeboten bekommen, ist isolierte Glukose. Unser Haushaltszucker besteht aus Glukose und Fruktose. Glukose ist ein unentbehrlicher Zucker für unseren Stoffwechsel. Mit seiner Hilfe gewinnt unser Körper Energie für die Muskeln und, da Glukose die Blut-Hirn-Schranke überwinden kann, auch für den Gehirnstoffwechsel. Damit der Organismus Glukose verwerten kann, ist Insulin erforderlich (siehe S. 25). Dieses Hormon hält die in das Blut aufgenommene Glukose (Blutzucker) auf einem möglichst konstanten Niveau. Steht dem Körper zu wenig Zucker zur Verfügung, zum Beispiel während einer Fastenkur oder bei einseitigen Diäten, bildet er ihn sogar aus Aminosäuren (Eiweißbausteinen) selbst, was zu einem Eiweißmangel führen kann.

> **Fruktose** (Fruchtzucker) kommt in Verbindung mit Glukose in Früchten, Honig, Zuckerrüben und Zuckerrohr sowie in dem Mehrfachzucker Inulin (siehe S. 66) vor. Im Handel gibt es isolierten Fruchtzucker als kristalline Substanz. Unser Körper verträgt Fruchtzucker nur in begrenzten Mengen, ein Zuviel kann Bauchschmerzen und Durchfälle verursachen.

> **Galaktose** (Schleimzucker) ist zusammen mit Glukose Bestandteil des Zweifachzuckers Milchzucker (siehe rechte Seite) sowie anderer Mehrfachzucker. Er kommt in Milch und Milchprodukten vor und ist wichtig für die Muttermilchbildung, ansonsten wird er in Glukose umgewandelt und zur Energiegewinnung für Muskeln und den Gehirnstoffwechsel genutzt. Man benötigt Galaktose außerdem für das Nervengewebe und körpereigene Schleimstoffe.

Zweifachzucker (Disaccharide)

Zweifachzucker bestehen aus zwei Zuckereinheiten, die durch eine chemische Bindung verschmolzen sind. Die Kombination verschiedener Einfachzucker ergibt unterschiedliche Zweifachzucker. Die wichtigsten sind Saccharose, Laktose und Maltose.

> **Saccharose,** also unser Haushaltszucker (auch Rohrzucker, Rübenzucker, Raffinadezucker, Kristallzucker, Sucrose), ist eine Verbindung aus je einem Glukose- und Fruktosebestandteil. Sie kommt in Früchten, Pflanzensäften und Honig vor und wird aus Zuckerrüben, Zuckerrohr (deshalb Rohr- oder Rübenzucker) sowie in geringem Umfang auch aus einigen anderen Pflanzen, zum Beispiel Zuckerahorn und Zuckerpalme, gewonnen. Sie wird als weißer Zucker im Haushalt sowie in der Lebensmittelindustrie verwendet. Bei der Verdauung wird Saccharose in ihre Bestandteile Glukose und Fruktose aufgespalten.

> **Laktose** (Milchzucker) besteht aus je einem Glukose- (Traubenzucker) und Galaktosebestandteil (Schleimzucker). Er ist in Milch und Milchprodukten enthalten. Im Darm wird Milchzucker von dem Enzym Laktase in seine Bestandteile aufgespalten.

> **Maltose** (Malzzucker) besteht aus zwei Glukosebestandteilen. Er ist natürlich in Honig und als Abbauprodukt von Stärke in Brot, der Maische von Bier und Branntwein sowie in Stärkesirup und in Malzextrakt enthalten. Industriell wird er aus gekeimter Gerste gewonnen. Auch bei der Verdauung von Stärke entsteht Malzzucker.

Mehrfach-/Vielfachzucker (Polysaccharide)

Mehr- oder Vielfachzucker sind – chemisch gesehen – die längsten Zuckerarten: Sie bestehen aus bis zu 500 Zuckereinheiten und kommen hauptsächlich in Form von Stärke und Zellulose vor, zum Beispiel in Getreide und Gemüse. Je länger die Zuckerketten sind, desto weniger süß schmecken die Stoffe. Polysaccharide sind deshalb überhaupt nicht süß. Erst wenn man zum Beispiel ein Stück Brot oder Getreidekörner sehr lange kaut (beim Kauen beginnt bereits die Verdauung und damit die Zerlegung der Zuckerketten), entfaltet sich ein süßlicher Geschmack. Im Gegensatz zu Ein- und Zweifachzuckern sind Polysaccharide nicht wasserlöslich. Bevor der Körper komplexe Stoffe wie Stärke verwerten kann, muss er sie in Einfachzucker aufspalten. Das dauert im Allgemeinen mehrere Stunden. Deshalb haben Polysaccharide nur einen geringen Einfluss auf den Blutzuckerspiegel im Gegensatz zu Saccharose, die rasch aufgespalten und aufgenommen wird. Zellulose kann unser Körper allerdings nicht aufspalten, sie dient als wichtiger Ballaststoff und wird ausgeschieden.

TIPP

Für Menschen, die unter der angeborenen Stoffwechselkrankheit Phenylketonurie (PKU) leiden, ist Aspartam tabu. Sie können die in dem Süßstoff enthaltene Aminosäure Phenylalanin nicht verarbeiten.

Süßstoffe

Süßstoffe sind künstliche oder natürliche Zuckerersatzstoffe mit einer nahezu unglaublichen Süße. In der Europäischen Union sind – neben Stevia – neun Süßstoffe zugelassen (siehe Kasten). In ihrer Süßkraft unterscheiden sie sich deutlich. So hat etwa Cyclamat nur eine relativ schwache Süßkraft von 30, das heißt, es ist 30-mal süßer als Haushaltszucker. Neotam hat dagegen die unvorstellbare Süßkraft von etwa 10 000. Doch egal, welchen Süßstoff man verwendet: um Lebensmittel zu süßen, benötigt man nur minimale Mengen davon.

Zugelassene Süßstoffe

Die Europäische Union (EU) erlaubt – neben Stevia – den Einsatz von neun Süßstoffen:
> Acesulfam-K (E 950)
> Aspartam (E 951)
> Aspartam-Acesulfam-Salz (E 962)
> Cyclamat (E 952)
> Neohesperidin (E 959)
> Neotam (E 961)
> Saccharin (E 954)
> Sucralose (E 955)
> Thaumatin (E 957)

Die Vorteile von Süßstoffen

Süßstoffe können, abgesehen von Aspartam und Thaumatin, gut erhitzt werden, das heißt, sie eignen sich zum Kochen und Backen. Mit Ausnahme von Aspartam können sie längere Zeit gelagert werden. Süßstoffe statt Zucker zu verwenden, hat konkrete Vorteile, wie die Deutsche Gesellschaft für Ernährung e. V. (DGE) ausführt:
> Süßstoffe werden vom Körper völlig oder weitgehend unverändert ausgeschieden, da sie keine oder kaum Kalorien enthalten. Sie helfen deshalb beim Abnehmen und beugen Übergewicht vor.

> Süßstoffe beeinflussen weder den Appetit noch den Blutzucker-spiegel. Da für ihre Verwertung im Körper kein Insulin nötig ist, sind sie auch für Diabetiker gut geeignet.

> Süßstoffe wirken sich positiv auf die Zahngesundheit aus. Im Gegensatz zu Zucker können die Mundbakterien Süßstoffe nicht verwerten, also bilden sich auch keine zahnschädigenden Säuren.

Die Nachteile von Süßstoffen

Die Pluspunkte von Zucker – Textur, Geschmack und seine leichte Verarbeitung – sind zugleich auch die Nachteile der Süßstoffe:

> Der charakteristische Nach- oder Beigeschmack der Süßstoffe schränkt ihren Einsatz deutlich ein, da die damit gesüßten Getränke oder Desserts nicht wirklich überzeugen.

> Süßstoffe haben im Vergleich zu Zucker keine Masse. Es fehlt ihnen »Körper«, wie die Lebensmitteltechnologen sagen. Deshalb werden mit Süßstoffen gesüßte Lebensmittel sowie Süßstoffe für den Hausgebrauch mit Füllstoffen auf Volumen gebracht. Dazu dienen Zuckeralkohole (siehe S. 19) und Fruktose (siehe S. 36) oder Abbauprodukte der Stärke, wie beispielsweise Inulin (siehe S. 66), oder auch Traubenzucker – oft getarnt unter dem Begriff Dextrose, damit man nicht gleich erkennt, dass es sich um reinen Zucker handelt. In diesen Fällen kommen einige Kalorien hinzu, wenngleich nicht viele, aufgrund der hohen Süßkraft der Mischung. Sogar Light-Getränke enthalten Füllstoffe, weil ihnen sonst das »Mundgefühl« fehlt, der erwartete Sinneseindruck des Getränks im Mund.

Zum Süßen von Tee oder Kaffee ist meist schon eine Tablette oder ein Tropfen Süßstoff ausreichend.

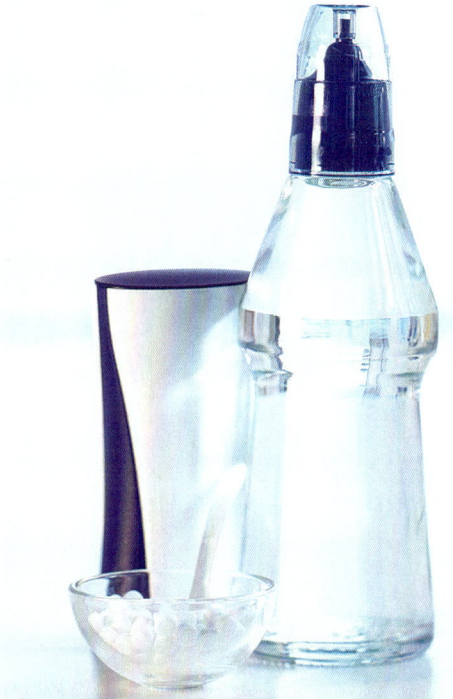

Wie Süßstoffe eingesetzt werden

Süßstoffe gehören zu den Lebensmittelzusatzstoffen. Das sind natürliche oder künstliche Verbindungen, die die Hersteller verarbeiteten Lebensmitteln zugeben dürfen. Das heißt: Das jeweilige Lebensmittel wird gesüßt, gefärbt oder mit Konservierungsmitteln versetzt, um

E-NUMMERN
Enthält ein Lebensmittel
Süßstoffe, Zuckeralkohole
oder andere Zusatzstoffe,
muss darauf hingewiesen
werden. Häufig wird dabei
nicht der Name der Zusatzstoffe, sondern die entspre-
chende E-Nummer angege-
ben. »E« steht dabei für EU
und weist darauf hin, dass
der Zusatzstoff in der Europäischen Union für die Verwendung in Lebensmitteln
als sicher eingestuft ist.

haltbarer zu werden, natürlicher auszusehen oder geschmacklich verbessert zu werden. Die Verwendung der Zusatzstoffe dient also eindeutig den Verkaufsinteressen des Herstellers. Deshalb hat der Gesetzgeber den Einsatz dieser Stoffe beschränkt. Eine Zulassung wird nur erteilt, wenn wissenschaftlich nachgewiesen ist, dass sie keine Gesundheitsrisiken verursachen, dass sie technologisch not- wendig sind und den Verbraucher nicht täuschen.

Viele Süßstoffe, insbesondere künstlich hergestellte, werden mit- einander kombiniert, da ihre Eigenschaften sich teilweise verstär- ken oder abschwächen. Mischt man beispielsweise Acesulfam-K und Aspartam zu gleichen Teilen, verstärkt sich ihre Süßkraft um bis zu 100 Prozent. Folglich benötigt man jeweils nur die Hälfte der Süßstoffe. Experten sprechen von einem synergistischen, sich ge- genseitig verstärkenden Effekt. Eine Mischung aus Saccharin und Cyclamat bringt eindeutige Geschmacksvorteile: Saccharin hat eine sehr hohe Süßkraft (500), schmeckt allerdings etwas bitter. Kombiniert man Saccharin mit dem weniger süßen Cyclamat (Süßkraft 50), wird der bittere Geschmack weitgehend unterdrückt.

Süßstoffe sind immer wieder in den Schlagzeilen

Heute verwenden weltweit rund 800 Millionen Menschen täglich Süßstoffe. Trotzdem macht ihre chemische Vielfalt Süßstoffe ver- dächtig: Weiß man denn wirklich, was sie im Körper anrichten? Gelangen sie tatsächlich unangetastet durch den Körper? War- nungen finden sich überall. Aspartam soll bei Ratten Leukämie und Lymphkrebs auslösen. Sucralose gelangt bis zu einem Drittel der eingenommenen Menge in den Stoffwechsel. Ob sie dort völlig unbedenklich ist? Süßstoffgegner befürchten das Schlimmste. Lei- der existieren keine praxisorientierten Studien an Menschen, die generell im Haushalt Süßstoffe verwenden.

Doch auch für Süßstoffe gilt wohl das, was bereits Paracelsus wusste: Die Dosis macht das Gift. Bei aller Skepsis Süßstoffen ge- genüber darf man nicht vergessen, dass auch Zucker ungesund ist. Die zuständigen Gremien der Weltgesundheitsorganisation (WHO), der EU und der USA prüfen sehr genau, bevor sie einen neuen Süßstoff zulassen. Fütterungsversuche an Tieren, Tests auf gesundheitsschädliche Wirkungen und Untersuchungen auf Erbgutveränderungen gehören dazu. Zudem legt die WHO Tagesmengen fest, die bei lebenslanger täglicher Einnahme als gesundheitlich unbedenklich gelten. Man nennt dies den ADI-Wert (Acceptable Daily Intake = akzeptable tägliche Aufnahme). Er wird in Milligramm pro Kilogramm Körpergewicht (mg/kg KG) angegeben. Als unbedenklich gelten Mengen zwischen 5 mg/kg KG (für Saccharin) und 40 mg/kg KG (für Aspartam).

Vorsicht ist besser

Trotz der umfangreichen Zulassungshürden für einen Süßstoff kann man Wechselwirkungen mit anderen Lebensmittelinhaltsstoffen nicht ausschließen, zudem können individuelle Empfindlichkeiten einem Zusatzstoff oder einer Kombination von Stoffen gegenüber auftreten. Bei einseitiger Ernährung kann der ADI-Wert durchaus auch überschritten werden, insbesondere von Kindern, die große Mengen süßstoffgesüßter Limonaden trinken. Selbstverständlich darf keine Firma ein Lebensmittel auf den Markt bringen, das bekanntermaßen Krebs erzeugt. Zweifel aber bleiben bei den Verbrauchern, insbesondere weil es über die Langzeitwirkung von Süßstoffen wenig gesicherte Erkenntnisse gibt. Irritierend ist zudem, dass die Gesundheitsbehörden verschiedener Länder jeweils andere Substanzen als unbedenklich einstufen. Cyclamat ist in Europa beispielsweise zugelassen, während es in den USA nicht verkauft werden darf, da sich im Darm einiger weniger Menschen Bakterien befinden, die den Süßstoff zum Teil in ein schwach gesundheitsschädliches Abbauprodukt umwandeln.

Zuckeralkohole

Zuckeralkohole sind Kohlenhydrate – genauso wie Zucker – und im Geschmack ähnlich wie Zucker. Allerdings sind sie etwas weniger süß. Es gibt zwar Zuckeralkohole in Pulverform für den Haushalt, hauptsächlich werden sie jedoch in der Lebensmittelindustrie eingesetzt – in Süß- und Backwaren, Desserts, Saucen, Senf sowie diätetischen Lebensmitteln. Mengenmäßig ist Sorbit der am häufigsten verwendete Zuckeralkohol.

TIPP

Vorsichtshalber sollten Säuglinge und Kinder keine Nahrung mit künstlichen Süßstoffen erhalten, da sie aufgrund ihres geringen Körpergewichts und ihrer hohen Stoffwechselaktivität einem größeren Risiko ausgesetzt und von gesundheitsschädlichen Substanzen weit mehr betroffen sind als Erwachsene.

> ## Zugelassene Zuckeralkohole
>
> **Die Europäische Union (EU) erlaubt den Einsatz von sieben Zuckeralkoholen als Zuckeraustauschstoffe:**
> › Erythrit (E968)
> › Isomalt (E 953)
> › Laktit (E 966)
> › Maltit (E 965)
> › Mannit (E 421)
> › Sorbit (E 420)
> › Xylit (E 967)

Zuckeralkohole enthalten keinen Alkohol im eigentlichen Sinne, in ihrer chemischen Struktur ähneln sie Ein- und Zweifachzuckern, beinhalten zusätzlich jedoch eine Alkoholgruppe – allerdings keine, die Rauschzustände hervorrufen könnte.

Zuckeralkohole sind Zuckeraustauschstoffe und unterliegen der Zusatzstoff-Zulassungsverordnung, das heißt, sie müssen dem in der Europäischen Union (EU) für Zusatzstoffe üblichen Zulassungsverfahren unterzogen werden (siehe Info S. 18).

Die Vorteile von Zuckeralkoholen

› Der Geschmack und das Volumen der Zuckeralkohole entspricht dem von Zucker. Entsprechend lassen sie sich ähnlich wie Zucker verarbeiten.

› Zuckeralkohole haben durchschnittlich 40 Prozent weniger Kalorien als Zucker. Sie eignen sich also bedingt zur Gewichtsreduktion.

› Sie haben nur einen geringen Einfluss auf den Blutzuckerspiegel, werden ohne die Beteiligung von Insulin verarbeitet, und sind damit auch für Diabetiker verträglich.

› Sie sind – mit Ausnahme von Sorbit – zahnfreundlich. Studien in Finnland haben gezeigt, dass die regelmäßige Zufuhr von Xylit, zum Beispiel in Form von Kaugummis oder Bonbons, die Entstehung von Karies sogar weitgehend verhindern kann.

KAUM KALORIEN
Erythrit ist die Ausnahme unter den Zuckeralkoholen, denn es liefert nur 0,2 Kilokalorien pro Gramm. Dafür ist es teuer: Erythrit kostet ungefähr zehnmal so viel wie Zucker.

Die Nachteile von Zuckeralkoholen

> Zuckeralkohole sind etwas weniger süß als Zucker, deshalb werden den Produkten häufig Süßstoffe zugesetzt, beispielsweise gibt es Mischungen von Sorbit mit Saccharin.

> Im Gegensatz zu Süßstoffen liefern Zuckeralkohole Kalorien und müssen deshalb von übergewichtigen Personen mit in die Kalorienberechnung einbezogen werden.

> Der Verzehr von größeren Mengen Zuckeralkoholen kann Blähungen und Durchfall verursachen. Der Grund dafür ist, dass Zuckeralkohole nur verzögert ins Blut aufgenommen werden und deshalb die unteren Dünndarmabschnitte beziehungsweise den Dickdarm erreichen können. Dort binden sie Wasser, vergrößern dadurch das Volumen des Darminhaltes und regen die Darmtätigkeit an – bei Personen, die Zuckeralkohole nicht gewöhnt sind, entstehen Blähungen und Durchfall. Aus diesem Grund hat der Gesetzgeber Toleranzwerte festgelegt. Sie geben an, wie viel Zuckeralkohole Erwachsene über den Tag verteilt maximal zu sich nehmen sollten. Enthält ein Lebensmittel mehr als zehn Prozent Zuckeralkohole, muss es mit einem Hinweis versehen sein: »Kann bei übermäßigem Verzehr abführend wirken.« Getränke dürfen keine Zuckeralkohole enthalten, da sie in größeren Mengen konsumiert werden. Säuglings- und Kleinkindernahrung ist ebenso tabu.

> Bestimmte Bakterienarten können Sorbit bei häufigem Kontakt zu kariogenen Säuren abbauen. Achten Sie deshalb beim Kauf von Produkten mit Zuckeralkoholen auf das Symbol für Zahnfreundlichkeit, das Zahnmännchen mit Schirm (siehe S. 35).

Erythrit als Füllstoff

Vermutlich ist Erythrit der einzige Zuckeralkohol, der zu 95 Prozent im Dünndarm aufgenommen und innerhalb von 24 Stunden über die Nieren unverändert wieder ausgeschieden wird. Deshalb ist Erythrit auch in größeren Mengen sehr gut verträglich und wird häufig als Füllstoff verwendet, zum Beispiel für Stevia (siehe S. 66). Ein weiterer Grund für diesen Einsatz ist, dass Erythrit fast kalorienfrei ist und kein Wasser anzieht. Das heißt: Stevia, das mit Erythrit versetzt ist, verklumpt nicht und lässt sich gut streuen.

INFO

Bei regelmäßigem Verzehr einiger Zuckeralkohole gewöhnt sich der Körper daran. Er kann größere Mengen davon abbauen, sodass Verdauungsstörungen kaum mehr auftreten.

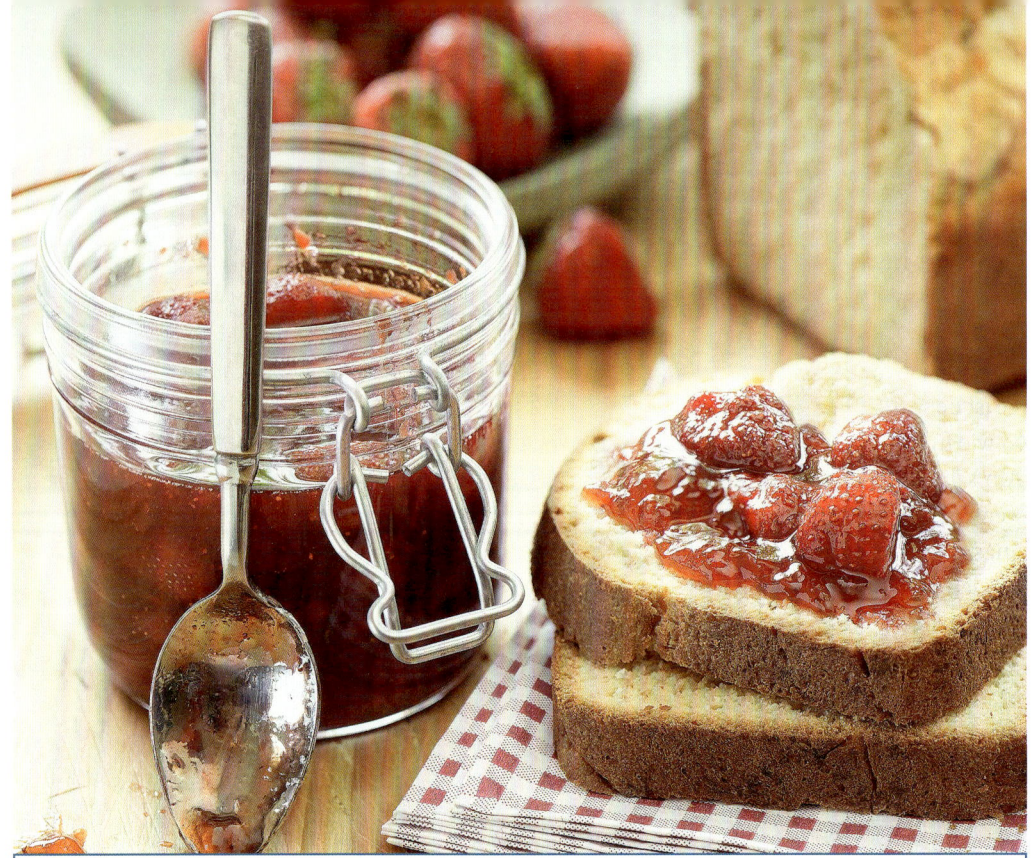

Gesundheitliche Nachteile von Zucker

Zucker ist ein wesentlicher Risikofaktor für die Entstehung zahlreicher Krankheiten: von Karies und Übergewicht bis hin zu Diabetes. Lebensmittel mit einem hohen Zuckeranteil, wie Erfrischungsgetränke, Süßigkeiten und Gebäck, führen zwar rasch zu einer Befriedigung des Hungergefühls, doch schon nach kurzer Zeit verspürt man wieder Heißhunger. Zudem sind wir Menschen evolutionär so geprägt, dass wir bei Süßem gerne das Sättigungsgefühl übergehen und mehr essen, als unser Körper benötigt.

Wie unser Körper Zucker verarbeitet

Nach jeder Mahlzeit gelangt Glukose (Traubenzucker) ins Blut, mehr oder weniger schnell, je nachdem ob wir direkt Zucker aufgenommen haben oder ob der Körper andere Kohlenhydrate, zum Beispiel aus Brot oder Gemüse, zu Glukose abgebaut hat (siehe S. 15). Diese ständige Zuckerzufuhr ist überlebensnotwendig, denn sie ist der Treibstoff für unseren Organismus – für Muskeln genauso wie für das Gehirn (siehe »Gehirnnahrung« rechts unten).

Am schnellsten entwickelt der Brennstoff Zucker seine Wirkung, wenn er direkt aufgenommen wird und nicht erst durch Verdauungsenzyme aus langkettigen Kohlenhydraten herausgetrennt werden muss. Wenn wir also ein Stück Traubenzucker essen, kann dieser sehr schnell durch die Darmwand ins Blut übergehen und steht als Blutzucker unverzüglich für die Energieversorgung von Muskeln und Gehirn zur Verfügung. Deshalb gilt Traubenzucker schon seit jeher als Nervennahrung.

Fast genauso schnell funktioniert der »Nervennahrungseffekt« mit normalem Haushaltszucker. Dieser Zweifachzucker ist ebenfalls ein Turbozucker, den die Verdauungsenzyme rasch in seine Bestandteile Glukose und Fruktose aufspalten können. Wenn wir ein geistiges Tief oder Stress haben, genehmigen wir uns deshalb gerne mal einen schnellen Energiekick in Form von Schokolade oder Kuchen.

Der glykämische Index

Wie stark der Blutzucker nach dem Verzehr von kohlenhydratreichen Lebensmitteln ansteigt, misst man mit dem glykämischen Index (GLYX). Kohlenhydrate, die schnell ins Blut wandern, wie Zucker, Süßigkeiten und Weißmehlprodukte, haben hohe GLYX-Werte, Vollkornprodukte und Gemüse dagegen niedrige. Grundsätzlich können Sie davon ausgehen, dass Fertigprodukte, Konserven und Fastfood immer einen höheren GLYX haben als selbst zubereitete Gerichte. Informieren Sie sich unbedingt über die Inhaltsstoffe auf den Packungsaufschriften. Hinter fast allen Begriffen mit -ose und -sirup verbirgt sich Zucker: Saccharose, Glukose, Dextrose, Fruktose, Maltose, Ahornsirup, Invertzuckersirup.

GEHIRNNAHRUNG

Allein unser Gehirn verbraucht 140 g Glukose pro Tag, das entspricht 12 EL Traubenzucker und etwa der Hälfte des gesamten Zuckers, der im Körper zur Energiegewinnung genutzt wird.

TURBO-DICKMACHER INSULIN

1 Die Bauchspeicheldrüse setzt das Hormon Insulin frei, das die Zelle »aufschließt«, damit die Energie aus der Nahrung verbrannt werden kann.

2 Sogleich wird über die Rezeptoren eine Signalkette zum Zellkern ausgelöst. Dieser veranlasst die Bildung von Transportern, die durch einen Transportschacht in der Zellmembran die Aufnahme von Zucker, Eiweiß und Fett ermöglichen. Die Nährstoffe werden in der Zelle zur Energiegewinnung verbrannt oder als Körperbaustoff verwendet.

3 Enthält die Nahrung viele Kohlenhydrate und damit auch viel Glukose, gerät das Insulinsystem aus dem Gleichgewicht. Die Bauchspeicheldrüse schüttet dann vermehrt Insulin aus, um die überschüssige Energie in die Zelle zu »drücken«. Durch die Verarbeitung zu vieler Nährstoffe wird die Zelle gestresst, der Energiestoffwechsel ist überhöht. Gleichzeitig fällt der Glukosespiegel im Blut rasch wieder ab – es kommt zu Heißhungerattacken.

4 Der ständige Insulinüberschuss im Blut bewirkt, dass sich die Rezeptoren irgendwann fast ganz zurückziehen. Die Signalkette ist jetzt gestört, es entsteht eine Insulinresistenz. Da der Zellkern zu wenig Transporter bildet, bleibt der Transportschacht geschlossen. Zucker, Eiweiß und Fett kreisen weiterhin im Blut und werden ins Fettgewebe »entsorgt«. Der Energiestoffwechsel läuft nur noch auf Sparflamme.

Das Schlüsselhormon Insulin

Damit der Zucker schnell in die Zellen geschleust beziehungsweise aus den Depots geholt wird, sind Hormone nötig. Das wichtigste Hormon im Zuckerhaushalt ist Insulin. Es wird in den Langerhans-Inseln der Bauchspeicheldrüse gebildet und ausgeschüttet, sobald der Blutzuckerspiegel steigt (siehe Illustration links) – üblicherweise liegt er bei 80 bis 120 mg Glukose in 100 ml Blut. Je höher der Blutzuckerspiegel desto mehr Insulin wird hergestellt und in den Blutkreislauf abgegeben. Dort senkt es den hohen Blutzuckerspiegel, indem es dafür sorgt, dass der Zucker in die Zellen transportiert wird. Insulin ist wie ein Schlüssel in der Lage, Muskel-, Fett- und Leberzellen »aufzuschließen«, indem es eine aufwendige Signalkette auslöst. Zu diesem Zweck besitzen die Zellen in ihrer Außenhaut (Membran) Aufnahmestelle, sogenannte Rezeptoren. Das Insulin veranlasst, dass die Zellkerne Transporter aussenden, die durch den jetzt offenen Transportschacht Zucker, aber auch Eiweiß und Fett aufnehmen. Die Nährstoffe werden in den Zellen für neue Zellstrukturen verwertet oder verbrannt, um Energie zu gewinnen. In den Leberzellen wird der Zucker in Form von Glykogen gespeichert. Nach dem Abtransport der Zuckermoleküle kommt es zu einem Absinken des Blutzuckerspiegels.

Nahrung für das Gehirn

Um unsere Gehirnfunktionen aufrecht zu erhalten, benötigen wir Glukose. Werden unsere Nervenzellen im Gehirn nicht ausreichend mit Zucker versorgt, sterben sie ab. Ob wir wach sind oder schlafen: Unsere grauen Zellen verbrauchen fünf bis sechs Gramm Glukose pro Stunde. Fehlt unserem Gehirn Zucker, reagiert unser Körper mit Heißhungerattacken auf Süßes, Konzentrationsschwäche und Kopfschmerzen.

Das Insulinsystem gerät aus dem Gleichgewicht

Ernähren wir uns dauerhaft von viel Zucker und Weißmehl, zum Beispiel durch den regelmäßigen Genuss von Süßigkeiten, Kuchen, Weißbrot sowie zuckerhaltigen Limonaden und Säften, steigt der Blutzuckerspiegel stark an. Die Bauchspeicheldrüse

SATT ODER HUNGRIG

Um den Blutzuckerspiegel zu regulieren, gibt uns der Körper eindeutige Signale: Ist der Zuckerspiegel hoch, fühlen wir uns satt. Ist er niedrig – wenn ein großer Teil des Zuckers in die Zellen geschleust ist –, verspüren wir Hunger.

DIABETES IST TEUER
Etwa 60 Prozent aller Diabeteserkrankungen wären vermeidbar, so eine offizielle Annahme. Die finanzielle Belastung durch Diabetes wird auf 376 Milliarden Dollar jährlich geschätzt –, das sind rund zwölf Prozent der weltweiten Ausgaben im Gesundheitswesen.

schüttet vermehrt Insulin aus, um den Blutzucker verwerten zu können. Die Zellen sind durch die Verarbeitung zu vieler Nährstoffe gestresst und der Energiestoffwechsel ist überhöht. Parallel dazu fällt der Blutzuckerspiegel abrupt ab und es kommt zu Heißhungerattacken. Sinkt der Blutzuckerspiegel unter 60 mg/100 ml Blut, schrillen im Körper die Alarmglocken – Schweißausbrüche, Herzrasen und Nervosität sind die ersten Anzeichen, im Extremfall kann es zum hypoglykämischen Schock (Unterzuckerungsschock) mit Bewusstlosigkeit kommen.

Sind die Zellen dieser »Überzuckerung« dauerhaft ausgesetzt, wie es bei der modernen Ernährung häufig der Fall ist, sind sie irgendwann nicht mehr nur gestresst, sondern überlastet. Sie schützen sich, indem sie ihre Rezeptoren in der Zellmembran weitgehend zurückziehen. Auf diese Weise werden sie unempfindlich gegenüber Insulin (Insulinresistenz). Zucker-, aber auch Eiweiß- und Fettmoleküle kreisen weiterhin im Blut. Daraufhin produziert die Bauchspeicheldrüse noch mehr Insulin, das versucht, den Zucker in die Zellen zu schleusen. Da das wegen der mittlerweile geringen Anzahl von Rezeptoren nur noch begrenzt möglich ist, werden Zucker, Eiweiß und Fett ins Fettgewebe »entsorgt« und dort in Form von Fettpolstern angelagert. Der Energiestoffwechsel läuft nur noch auf Sparflamme.

Glukagon, der Gegenspieler von Insulin

Für die Regulation des Blutzuckerspiegels ist neben Insulin sein Gegenspieler Glukagon verantwortlich. Während Insulin den Zucker in die Zellen transportieren lässt, ist das Hormon Glukagon dafür zuständig, den Zucker aus den Speichern in der Leber (Glykogen) abzurufen. Das ist immer dann der Fall, wenn der Körper gerade viel Energie braucht, der Blutzuckerspiegel aber nicht hoch genug ist, oder bei zu raschem Zuckerabfall durch überhöhtes Insulin. Idealerweise sind Insulin und Glukagon so aufeinander abgestimmt, dass der Blutzuckerspiegel dem körperlichen Bedarf angepasst ist und in engen Grenzen um seine Normalwerte pendelt. Auch wenn man längere Zeit nichts isst oder trinkt, bleibt der Blutzucker auf diesem Niveau.

Die zwei Diabetes-Typen

Diabetes, im Volksmund Zuckerkrankheit genannt, ist eine der ältesten bekannten Krankheiten und eine der häufigsten Stoffwechselerkrankungen in den westlichen Industrienationen. Als erstes Hauptsymptom wurde bereits in der Antike erkannt, dass der Urin der Diabetiker süß ist, weshalb die Krankheit als »honigsüßer Durchfluss« – Diabetes mellitus – bezeichnet wurde.

Diabetes ist eine chronische Stoffwechselstörung, bei der der Körper den aufgenommenen Zucker nicht verwertet, sondern mit dem Urin ausscheidet. Ihr Hauptkennzeichen ist ein erhöhter Blutzuckerspiegel (Hyperglykämie). Gleichzeitig mit dem Zucker werden aber auch große Flüssigkeitsmengen und mit ihnen Mineralstoffe abgegeben. Dies kann richtiggehend zur Austrocknung führen. Zudem bekommen die Zellen keine oder weniger Glukose zur Energiegewinnung zur Verfügung gestellt.

Diese Stoffwechselstörung kann unterschiedliche Ursachen haben: Insulinmangel, Insulinunempfindlichkeit (Insulinresistenz) oder eine Mischung aus beidem. Im Wesentlichen werden zwei Diabetesformen unterschieden: der »jugendliche« Typ 1 und der »selbst gemachte« Typ 2. Darüber hinaus gibt es noch ein paar Sonderformen, wie beispielsweise Schwangerschaftsdiabetes.

Mehr als sieben Millionen Menschen leben in Deutschland mit Diabetes, Tendenz steigend. Die IDF (International Diabetes Federation) spricht von einer Epidemie des 21. Jahrhunderts. Experten schätzen, dass sich in Deutschland rund elf Millionen Menschen in einem Diabetes-Vorstadium befinden, also ein hohes Risiko haben, in absehbarer Zeit an Diabetes zu erkranken.

Diabetes Typ 1

Die typischen Anzeichen für Diabetes Typ 1 sind Leistungsabfall, starker Durst, vermehrtes Wasserlassen und starke Gewichtsabnahme innerhalb weniger Wochen. Bisweilen tritt diese Erkrankung jedoch auch sehr plötzlich und dramatisch durch ein diabetisches Koma mit Bewusstlosigkeit in Erscheinung. Etwa drei bis fünf Prozent aller Diabetesfälle rechnet man zum Diabetes Typ 1. Diabetes Typ 1 ist eine Autoimmunerkrankung, die aufgrund der

DIABETES NIMMT ZU
Im Jahr 2030 wird es in Deutschland 1,5 Millionen mehr Diabetiker zwischen 55 und 74 Jahren geben als heute, hat das Deutsche Diabetes-Zentrum (DDZ) in Düsseldorf berechnet. Den stärksten Zuwachs gibt es bei Männern – doppelt so viel wie bei Frauen.

TIPP

Falls jemand in Ihrer Familie an Diabetes Typ 2 erkrankt ist, sollten Sie sich von Ihrem Arzt daraufhin untersuchen lassen. Diverse Studien ergaben, dass bei dieser Erkrankung neben dem Lebensstil auch Vererbung eine Rolle spielt.

Zerstörung der insulinproduzierenden Betazellen in der Bauchspeicheldrüse entsteht. Die Folge ist ein zunehmender Insulinmangel. Erst wenn 80 bis 90 Prozent der Zellen zerstört sind, manifestiert sich die Krankheit, es besteht dann ein absoluter Insulinmangel. Die Betroffenen müssen sich von da an ein Leben lang Insulin zuführen. In der Regel tritt diese Diabetesform im Kindes-, Jugend- und frühen Erwachsenenalter auf, weshalb man sie früher auch als jugendlichen oder juvenilen Diabetes bezeichnete. Heute weiß man, dass auch ältere und alte Menschen einen Typ-1-Diabetes entwickeln können, wenngleich dies seltener der Fall ist. Bereits Jahre vor dem Blutzuckeranstieg sind im Blut der Betroffenen Antikörper gegen die insulinproduzierenden Zellen der Bauchspeicheldrüse nachzuweisen. Allerdings sind bislang keine Maßnahmen bekannt, mit denen man einen Ausbruch der Krankheit verhindern könnte.

In der Vergangenheit nahm man an, dass dieser Diabetestyp überwiegend genetisch bedingt sei. Studien ergaben inzwischen, dass die Ursachen vielfältig sind und neben Vererbung auch bestimmte Virusinfektionen sowie Fehlsteuerungen des Immunsystems am Ausbruch dieser Krankheit beteiligt sind.

Diabetes Typ 2

Dieser Diabetestyp ist eine chronische Stoffwechselerkrankung und macht etwa 90 Prozent aller Diabetesfälle aus. Oft haben Diabetiker vom Typ 2 lange Zeit überhaupt keine oder keine fassbaren Symptome. Müdigkeit, Schwäche, Leistungsminderung, Sehstörungen und Infektneigungen – etwa zu Blasenentzündungen – sind jahrelang keine konkreten Verdachtsmomente für eine Diabeteserkrankung. Die Diagnose wird deshalb meist zufällig gestellt.

Früher wurde dieser Diabetestyp als Altersdiabetes bezeichnet, da er vor allem bei älteren Personen auftrat. Tatsächlich erkranken vorwiegend Menschen über 40 Jahre an dieser Krankheit. Heute erhalten jedoch zunehmend auch übergewichtige Jugendliche und Kinder die Diagnose Diabetes Typ 2. Die Anlage dazu wird vererbt. Ob die Krankheit auch ausbricht, haben die Betroffenen zu einem guten Teil selbst in der Hand. Als Hauptauslöser gelten

Übergewicht (siehe S. 30) verbunden mit zucker- und fettreicher Ernährung und Bewegungsmangel. Etwa 90 Prozent der Typ-2-Diabetiker sind übergewichtig. Deshalb spricht man auch von einem »erworbenen« Diabetes.

Beim Typ-2-Diabetes steht zunächst nicht ein Insulinmangel im Vordergrund, sondern eine Insulinresistenz (siehe S. 26). Infolge eines ständig übergroßen Nahrungsangebots mit viel Zucker gelangen über lange Zeit große Mengen Glukose in den Blutkreislauf. Die Bauchspeicheldrüse muss verstärkt Insulin produzieren, damit der Blutzuckerspiegel sein normales Niveau beibehalten kann. Man spricht hierbei von einem relativen Insulinmangel. Die Körperzellen schützen sich vor dem überreichlichen Zuckerangebot, indem sie auf Insulin weniger empfindlich reagieren (Insulinresistenz). So kann der Blutzucker nur noch eingeschränkt in die Zellen geschleust werden. Die Folge ist ein erhöhter Blutzuckerspiegel, der die Bauchspeicheldrüse wiederum zur verstärkten Insulinproduktion anregt. Im Lauf der Jahre »erschöpfen« sich die insulinproduzierenden Zellen der Bauchspeicheldrüse und die Insulinausschüttung lässt nach.

In diesem Stadium, in dem der Blutzuckerspiegel dauerhaft erhöht ist, versucht der Körper den überschüssigen Zucker mit dem Urin auszuscheiden. Dabei gehen viel Flüssigkeit und damit auch Mineralstoffe verloren. Dies kann zu Krämpfen und richtiggehend zur Austrocknung führen. Häufiges Wasserlassen, vermehrter Durst, ein allgemeines Schwächegefühl und trockene Haut können typische Folgen davon sein.

Diabetes in den Griff bekommen

Eine Insulinresistenz, also den Typ-2-Diabetes, kann man in 40 Prozent aller Fälle meistern, indem man überzählige Pfunde abbaut (siehe ab S. 30). Eine fettreduzierte Ernährung mit wenig Zucker – dabei hilft Stevia – und viel Gemüse und Obst sowie regelmäßige körperliche Aktivität sind deshalb die Basis jeder Diabetestherapie. In den Fällen, in denen Medikamente benötigt werden, ist meist eine geringe Dosis ausreichend, wenn das Gewicht reduziert und die Ernährung umgestellt wird.

GU-ERFOLGSTIPP
TV-KONSUM EINSCHRÄNKEN

Menschen, die weniger als zehn Stunden in der Woche fernsehen, haben ein um 46 Prozent geringeres Diabetes-Risiko, ergab eine australische Studie. In der durch TV-Verzicht gewonnenen Zeit können Sie ein gesundes Essen kochen, einen Spaziergang machen oder im Fitnessstudio Ihre Muskeln trainieren – alles Tätigkeiten, die sich positiv auf Ihre Gesundheit auswirken.

Folgen von Diabetes

Durchschnittlich vergehen sieben Jahre vom Beginn einer Diabeteserkrankung bis zur Diagnose. Doch je früher die Krankheit festgestellt wird und je besser die Behandlung ist, desto seltener und weniger schwerwiegend sind die Folgeschäden. Nicht oder schlecht behandelter Diabetes führt im Laufe der Zeit zu Nierenversagen, Sehstörungen bis hin zur Erblindung, schmerzhaften Nervenschäden und Schäden an den Blutgefäßen. Oft wird Diabetes erst erkannt, wenn bereits Folgeerkrankungen wie Schlaganfall oder Herzinfarkt entstanden sind. Ein Schlaganfall ist bei Diabetikern übrigens etwa fünfmal so häufig wie bei Gesunden.

Nehmen Sie deshalb Ihre Ernährung kritisch unter die Lupe. Indem Sie Ihren Zuckerkonsum deutlich einschränken – dank Stevia müssen Sie dabei nicht auf süßen Genuss verzichten –, können Sie Ihr Risiko für Diabetes und Herz-Kreislauf-Krankheiten bereits deutlich senken.

Zucker und Übergewicht

Wer den ganzen Tag arbeitet oder unterwegs ist, ist meist auf eine Kantine oder Schnellimbisse angewiesen. Abends, wenn man dann erledigt nach Hause kommt, hat man oft keine Lust mehr zu kochen und wärmt ein Tiefkühlgericht auf. Das geht schnell, schmeckt meistens auch gar nicht so schlecht und auf diese Weise bleibt einem noch ein wenig Zeit für die Familie oder sich selbst. Kontrolle über die Inhaltsstoffe seines Essens hat man bei dieser Ernährungsweise allerdings kaum noch. In der Regel nimmt man dabei zu viel Fett und Zucker auf, was über kurz oder lang zu Übergewicht führt – vor allem, wenn man es darüber hinaus nicht schafft, regelmäßige sportliche Aktivitäten in seinen Alltag zu integrieren.

Doch auch Menschen, die ihre Mahlzeiten selbst kochen, geraten oft in die verhängnisvolle Situation, Jahr für Jahr das eine oder andere Kilo Gewicht zuzunehmen – über die Jahre kommt so ganz schön was zusammen. Ihre Verführer heißen Getränke, Snacks und süße Belohnungen. Mit Zucker gesüßte Erfrischungsgetränke wie Limonaden, Eistee oder Fruchtsäfte, dazu ein Schokoriegel oder ein Stück Kuchen am Nachmittag lassen den Blutzuckerspiegel rasch ansteigen und halten ihn den ganzen Tag über auf hohem Niveau. So ist die Bauchspeicheldrüse den ganzen Tag stark mit der Produktion von Insulin beschäftigt. Abends kommen vielleicht noch ein Eis oder ein paar Pralinen vor dem Fernseher dazu. Obwohl man also reichlich Nährstoffe zu sich nimmt, fühlt man sich erstaunlicherweise selten richtig satt. Dies liegt daran, dass die Nahrung zwar reichlich Kalorien, aber kaum Volumen hat und in relativ kurzer Zeit verdaut werden kann. Die Geschmackskomponente »süß« kann darüber hinaus einen Anreiz darstellen, das Sättigungsgefühl zu übergehen und mehr zu essen, als benötigt wird, weil es ja so gut schmeckt.

Wie man sieht, sind die Grundlagen für die Entstehung von Übergewicht mit einer »modernen« Ernährung schnell geschaffen. In Deutschland hat übrigens nur etwa ein Drittel der erwachsenen Bevölkerung ein normales Körpergewicht.

Gewichtsfalle Softdrinks

Nicht nur Kinder und Jugendliche lieben zuckergesüßte Limonaden (Softdrinks) und Eistees. Stillt man mit diesen Getränken seinen Flüssigkeitsbedarf, so ist die Bauchspeicheldrüse mit der Insulinproduktion im Dauereinsatz. Neben der Gefahr von Übergewicht durch den hohen Zuckeranteil steigt in der Folge auch das Risiko für Diabeteserkrankungen. In den USA reagierte man bereits: Die übergroßen Getränkebecher, die das Bild der Amerikaner auf Straßen, in Kinos und Sportarenen prägen, gehören vielleicht schon bald der Vergangenheit an. Seit 2013 dürfen in New Yorker Restaurants, Kinos, Imbissläden und Sportarenen Getränke nur noch in maximal 16 Unzen (470 ml) großen Bechern verkauft werden. Die Maßnahme hat handfeste wirtschaftliche Hintergründe: Die Diabeteszahlen sind alarmierend, in einigen New Yorker Stadtteilen sind bereits 70 Prozent der Erwachsenen übergewichtig.

Krankhaftes Übergewicht

Fettsucht oder Fettleibigkeit (Adipositas) ist eine chronische Krankheit. Dabei handelt es sich um starkes Übergewicht, das durch eine über das normale Maß hinausgehende Vermehrung

ABNEHMEN LOHNT SICH!
Eine über zwei Jahre durchgehaltene Gewichtsabnahme führt zu einer deutlichen Verringerung von Arteriosklerose in den Halsschlagadern, haben israelische Wissenschaftler 2009 festgestellt.

des Körperfetts mit krankhaften Auswirkungen gekennzeichnet ist. Nach der Definition der Weltgesundheitsorganisation (WHO) spricht man von Adipositas ab einem Body-Mass-Index (BMI) von 30. Der BMI wird errechnet, indem man das Körpergewicht (in Kilogramm) durch die Körpergröße (in Meter) im Quadrat teilt. Mehr als die Hälfte der Deutschen sind übergewichtig und rund 20 Prozent gelten als adipös. In der EU steht Deutschland damit an erster Stelle.

Adipositas scheint durch denselben Mechanismus zu entstehen wie Diabetes Typ 2, also durch Insulin, das nicht mehr auf die Zellen wirkt (Insulinresistenz). Wie beim Zuckerstoffwechsel spielt Insulin auch beim Fettstoffwechsel eine Rolle. Es sorgt nicht nur dafür, dass Zucker, sondern auch, dass Fettmoleküle (Trigylceride) aus dem Blut in die Zellen des Muskel- und Fettgewebes gelangen. Mit steigendem Übergewicht nimmt die Empfindlichkeit der Insulinrezeptoren der Fettzellen ab, worauf weder Blutzucker noch Triglyceride in die Zellen geschleust werden können. Die Zellen sind unterversorgt, das Hungergefühl wächst – ein Teufelskreis, der zu noch mehr Nahrungsaufnahme veranlasst. Die andere bekannte Folge: Die Bauchspeicheldrüse produziert noch mehr Insulin, um die Nährstoffe in die Zellen zu schleusen und ist irgendwann erschöpft. Es entsteht Diabetes Typ 2.

Bauchfett und Diabetes

Übergewicht ist nicht gleich Übergewicht. Denn es kommt nicht nur auf die Menge der überflüssigen Kilos an, auch ihre Verteilung spielt eine Rolle. Unsere Gene bestimmen, ob sich Fett eher an Bauch und Taille – der Apfeltyp – oder etwas tiefer auf Schenkeln, Hüften und Po – der Birnentyp – anlagert. Dabei sind Apfeltypen eher im Nachteil, denn bei ihnen steigt das Risiko für Herz- und Diabeteskrankheiten. Der Grund: Das Bauchfett ist nicht nur »Ballast«, es ist höchst stoffwechselaktiv und begünstigt Ablagerungen in den Blutgefäßen. Diese Arterienverkalkung kann zu Bluthochdruck, Herzinfarkt oder Hirnschlag führen. Zudem begünstigt Bauchfett die Entstehung von Diabetes Typ 2. Denn das viszerale Fett – Eingeweidefett, wie es auch genannt wird – produ-

RISIKO BAUCHFETT
Ein Taillenumfang über 80 cm (Frauen), bzw. 94 cm (Männer), gilt bereits als Risikofaktor für Diabetes.

ziert jede Menge Hormone, die entzündliche Prozesse begünstigen. Dies wiederum ruft vielfältige Immunreaktionen hervor und bringt auf längere Sicht den ganzen Stoffwechsel durcheinander. Unter anderem wird dadurch auch die Insulinempfindlichkeit der Zellen negativ beeinflusst. Deshalb fördert ein »dicker Bauch« eine Insulinresistenz mit den bekannten Folgen: Es gelangt weniger Zucker in die Zellen. Die Bauchspeicheldrüse arbeitet auf Hochtouren und schüttet mehr Insulin aus, um den Zuckermangel der Zellen zu beseitigen. Allmählich lässt die Aktivität der erschöpften Bauchspeicheldrüse nach, der Blutzuckerspiegel steigt.

Diabetiker-Lebensmittel sind verboten

Um Diabetikern den Genuss von Süßem zu ermöglichen, wurden ihnen jahrzehntelang sogenannte Diabetiker-Lebensmittel empfohlen. Sie enthielten anstelle von Zucker Fruktose, Zuckeralkohole und Süßmittel, die den Blutzuckerspiegel nicht oder kaum beeinflussen. Der Aufdruck »für Diabetiker geeignet« vermittelte den Eindruck, dass das Produkt ohne Konsequenzen für die Therapie verzehrt werden könnte. Doch auch bei diesen Produkten müssen Diabetiker auf die Kohlenhydratmenge und den Energiegehalt achten. Fachleute forderten deshalb schon länger eine Änderung der Diätverordnung und hatten damit Erfolg: Seit 2012 dürfen Lebensmittel, die mit Fruktose, Zuckeralkoholen oder anderen Süßmitteln gesüßt sind, nicht mehr als Diabetiker-Lebensmittel bezeichnet werden.

Lange Zeit konzentrierte man sich lediglich darauf, dass ein Verzicht auf Haushaltszucker und andere Zucker in Süßwaren und Gebäck gute Blutzuckerwerte nach sich zieht. Das stimmt zwar, doch dafür enthielten die Diabetiker-Lebensmittel häufig mehr Fett und Kalorien, was besonders für Typ-2-Diabetiker, die mit Übergewicht zu kämpfen haben, problematisch ist (siehe ab S. 30). Heute unterscheiden sich die Ernährungstipps für Diabetiker kaum noch von denen für Gesunde. Empfohlen werden eine ballaststoffreiche Kost und die strikte Einschränkung von Zucker und zuckerhaltigen Lebensmitteln und Getränken. Da kommt das natürliche kalorienfreie Süßmittel Stevia gerade richtig.

GU-ERFOLGSTIPP
UNTERZUCKER
MACHT SCHWACH

Wenn der Körper häufig und stark unterzuckert ist, wird er geschwächt und anfällig für Infekte. Schränken Sie deshalb vor allem in Erkältungszeiten Ihren Zuckerkonsum ein, und setzen Sie dafür viel Gemüse und Vollkornprodukte auf den Speiseplan. Sie sorgen für einen gleichmäßigen und lang anhaltenden Glukosenachschub.

Zucker und Karies

Karies ist die Zerstörung der harten Zahnsubstanz durch saure Stoffwechselprodukte von Bakterien. Aber wie funktioniert das tatsächlich? Über die Nahrung gelangt Zucker in den Mund, der – je nach Zuckerart zu einem geringeren oder höheren Anteil – an den Zähnen haften bleibt. Im Mund und somit auch an den Zähnen befinden sich Bakterien, wie zum Beispiel Streptococcus mutans. Sie »fressen« sozusagen den Zucker und verdauen ihn. Den unverdaulichen Rest, Säuren wie etwa Milchsäure, scheiden sie wieder aus. Diese Säuren lösen den Zahnschmelz auf. Das Ergebnis: Löcher in den Zähnen beziehungsweise Karies.

So richtig wohl fühlen sich Bakterien als Bestandteil von Zahnbelag (Plaque): Zusammen mit Nahrungsresten und Speichelbestandteilen bilden sie einen Biofilm auf den Zähnen und in den Zwischenräumen. So können sich die Bakterien an den Zähnen gut festhalten und ihrem Zerstörungswerk nachgehen.

Zucker hat eine hohe Kariogenität

Kariogenität nennt man das Vermögen eines Stoffes, Karies hervorzurufen. Sie hängt unter anderem davon ab, ob der zugeführte Stoff ganz aus Zucker besteht, ob er leicht abbaubar ist und ob er von sich aus an den Zähnen kleben bleibt, wie Honig oder Apfeldicksaft. Die gefährlichste kariogene Substanz ist Haushaltszucker mit seinen Bausteinen Trauben- und Fruchtzucker. Die Bakterien Streptococcus mutans können nur Haushaltszucker, Trauben- und Fruchtzucker verwerten, Zuckeralkohole und erst recht Süßstoffe verschmähen sie. Ebenfalls äußerst kariogen sind stark verarbeitete Stärkeprodukte wie Cornflakes und andere Frühstückscerealien, da sie an den Zähnen haften bleiben und für Mikroorganismen leicht abbaubar sind. Damit hat Streptococcus mutans lange Nachschub und kann sie vollständig »verspeisen«.

Karies vorbeugen

Karies beugt man – neben regelmäßigem Zähneputzen – in erster Linie mit dem Verzicht auf Zucker vor. Dank Stevia ist das zu Hause nicht allzu schwierig (siehe Rezepte ab S. 87). Allerdings darf

GU-ERFOLGSTIPP

KEINE CHANCE FÜR KARIESBAKTERIEN

Karies bildet sich vor allem in den kleinen Einkerbungen (Fissuren) der Backenzähne, da sich Zahnbelag darin besonders gut absetzen kann. Wenn Sie sehr anfällig für das Zerstörungswerk der Kariesbakterien sind, können Sie die Fissuren vom Zahnarzt versiegeln lassen.

man nicht vergessen, dass viele industriell verarbeitete Nahrungsmittel Zucker enthalten (Limonaden, Fruchtsäfte, Joghurts, Kekse,
aber auch Ketchup oder Gemüsekonserven, siehe S. 11). Besonders saure Lebensmittel sind ebenfalls eine Gefahr für die Zähne,
denn nicht nur die Stoffwechselprodukte der Bakterien greifen
den Zahnschmelz an, Säuren aus Obst können Mineralien aus der
Zahnoberfläche lösen. Nach dem Genuss von sauren Früchten
(zum Beispiel Äpfeln, Ananas, Orangen) sollte man deshalb erst
einmal eine halbe Stunde warten, bevor man die Zähne putzt, damit man die kurzfristig leicht angegriffene Zahnoberfläche durch
das Bürsten nicht zusätzlich schädigt.

TIPP

Das Essen eines Apfels
ersetzt keinesfalls das
Zähneputzen, wie eine alte
Hausweisheit empfiehlt.
Die Säuren im Apfel greifen
sogar den Zahnschmelz an.

Vorsicht zuckerfrei!

Viele industriell verarbeitete Lebensmittel enthalten aus techni-
schen oder geschmacklichen Gründen Zucker. So mancher Eulen-
spiegel deklariert das jeweilige Nahrungsmittel dennoch mit
»ohne Zucker«, »zuckerfrei« oder »kristallzuckerfrei«. Doch Vor-
sicht! Das bedeutet nur »ohne Haushaltszucker«, also ohne Saccharose. Das Lebensmittel (zum Beispiel zuckerfreie Müsliriegel,
Fruchtsirup ohne Zucker) kann durchaus große Mengen Traubenzucker, Fruchtzucker, Glukosesirup, Invertzucker, Maltodextrin,
Malzextrakt (Malzsirup), Malzzucker (Maltose) oder Milchzucker
enthalten. Selbst Honig – also nahezu reinen Zucker – findet man
bisweilen in derart ausgezeichneten Produkten.

Auszeichnung für Zahnfreundlichkeit

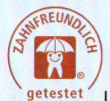 Mit dem »Zahnmännchen« werden zuckerfreie und
säurearme Lebensmittel – vor allem Süßigkeiten –
und Getränke, Hustensäfte sowie Nahrungsergän-
zungsmittel ausgezeichnet, die garantiert wissenschaftlich ge-
testet sind und nachweislich weder Karies noch sonstige Säu-
reschäden (Erosionen) an den Zähnen verursachen. In der
Schweiz bezeichnet man diese Produkte als »zahnschonend«.

Fruktose – nur scheinbar eine Alternative

In Früchten und Honig kommt Fruktose (Fruchtzucker) ganz natürlich vor, allerdings stets in Begleitung von Glukose (Traubenzucker). In Honig sind rund 48 Prozent des Zuckers Fruktose, in Bananen, Orangen und Trauben rund 50 Prozent und in Äpfeln, Beeren und Wassermelonen um 60 Prozent. Fruktose ist genauso kalorienreich wie Glukose und liefert ebenfalls keine wichtigen Nährstoffe, also nur »leere Kalorien« (4 kcal/g). Leider glauben immer noch viele Menschen, dass Fruchtzucker der gesündere Zucker ist und so wird dieser »Diabetikerzucker« (siehe S. 33) kräftig gekauft, beziehungsweise werden Produkte mit Fruchtzucker als gesund angesehen.

Fruktose zählt zu den Zuckeraustauschstoffen, da sie im Körper ohne die Beteiligung von Insulin verstoffwechselt wird. Wie von den anderen Zuckeraustauschstoffen, den Zuckeralkoholen (siehe ab S. 19), verträgt man auch von Fruktose nur begrenzte Mengen, andernfalls kann es zu Durchfall kommen. Fruktose wird verzögert ins Blut aufgenommen und gelangt daher in die unteren Dünndarmabschnitte beziehungsweise den Dickdarm. Dort bindet sie Wasser, vergrößert dadurch das Volumen des Darminhalts und regt die Darmtätigkeit an. Vor allem, wenn man Fruktose nicht gewöhnt ist, neigt man bei größeren Mengen zu Verdauungsbeschwerden. Deshalb sollte die Fruktosemenge pro Mahlzeit maximal 25 g, die Tagesdosis nicht mehr als 60 g betragen. Zum Vergleich: Ein Apfel (100 g) enthält etwa 5,7 g Fruktose.

SÜSS UND TEUER

Fruchtzucker ist viel teurer als normaler Zucker. Diabetiker-Lebensmittel, die mittlerweile nicht mehr erlaubt sind (siehe S. 33), waren deshalb jahrzehntelang ein gutes Geschäft für die Zuckerindustrie.

Fruktose und ihre gesundheitlichen Gefahren

Selbst wenn man Fruktose gut verträgt, kann zu viel davon in der Nahrung Probleme verursachen. Regelmäßiger hoher Fruktosegenuss beeinflusst die hormonelle Gewichtsregulierung und führt zu Übergewicht und Stoffwechselstörungen. Die Folgen können eine Erhöhung der Blutfettwerte, des Blutdrucks, des Gichtrisikos sowie die Entstehung einer Fettleber sein. Aber auch eine Insulinresistenz wird dadurch gefördert. Sehr viel Fruktose in der täglichen Nahrung kann also auf längere Sicht zu Typ-2-Diabetes führen. Zudem gibt es Hinweise darauf, dass Fruktose das Wachstum von Bauchspeicheldrüsenkrebs fördern kann (siehe Buchtipp S. 122, Prof. Dr. Jan Geuns). Auch Kinder sind von diesen Symptomen bereits betroffen, vor allem, weil sie im Vergleich zu Erwachsenen mehr mit Fruktose gesüßte Limonaden und Süßigkeiten zu sich nehmen.

Fruktose-Unverträglichkeit

Etwa 20 Prozent der Bevölkerung in den westlichen Industrienationen leiden an Fruktose-Unverträglichkeit, das heißt, bei ihnen kann aufgrund eines Transportdefekts im Dünndarm Fruktose nicht in den Blutkreislauf transportiert werden und verursacht deshalb Blähungen, Bauchschmerzen und Durchfall. Doch nicht immer bleibt es bei Magen-Darm-Problemen: Eine Fruktose-Unverträglichkeit kann sogar zu depressiven Verstimmungen führen.

Woran erkennt man, dass Fruktose enthalten ist?

Fruchtsäfte und die als besonders gesund beworbenen Smoothies enthalten sehr viel natürlichen Fruchtzucker. Doch Fruktose wird auch häufig als Rohstoff in der Lebensmittelindustrie eingesetzt. Sie versteckt sich in Limonaden, Fruchtgummis, Milchprodukten und Müslimischungen; Fitnessriegel und Abnehmdrinks sind ebenfalls nicht frei davon. Vor allem mit Getränken kann man leicht auf die kritische Tagesdosis von 60 g Fruktose kommen.

NOCH SÜSSER

Fruktose und Süßmittel verstärken sich in ihrer Süßkraft. Diesen Effekt nutzt die Lebensmittelindustrie und setzt Fruktose gerne in kalorienreduzierten Lebensmitteln ein.

Viele Bezeichnungen für Fruktose

Es gibt keine generelle Kennzeichnungspflicht für Fruktose in Lebensmitteln. Deshalb findet man eine Reihe von Bezeichnungen, hinter denen sich Fruktose verbergen kann:
> Fruchtextrakt / Fruchtsüße
> Glukose-Fruktose-Sirup
> Invertzuckersirup
> Maissirup
> Maiszucker
> Saftkonzentrat

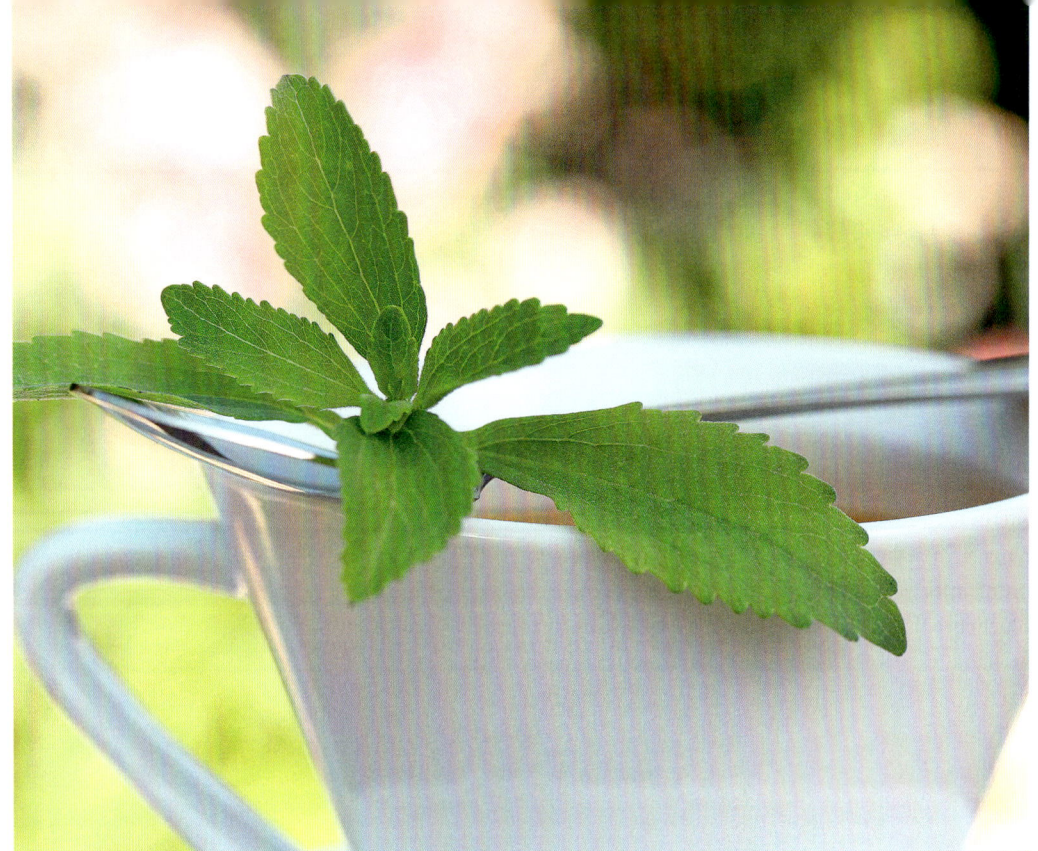

Stevia – die natürliche Alternative zu Zucker

Das kalorienfreie Süßmittel Stevia, das aus der Pflanze Stevia rebaudiana Bertoni hergestellt wird, hat im deutschen Lebensmittelhandel enorme Zuwachsraten. Das liegt natürlich erst einmal daran, dass Stevia bei uns – im Gegensatz zu anderen Ländern – erst Ende 2011 als Süßmittel erlaubt wurde. Doch der Ersatz von Zucker durch Stevia hat unbestreitbar gesundheitliche Vorteile – angefangen bei Kariesverhütung und Gewichtsreduktion über Diabetesvermeidung bis hin zu Krebsvorbeugung.

Das gesunde Süßmittel

Bei Stevia, das im Lebensmittelhandel oder Reformhaus als Pulver, Tabs oder in flüssiger Form angeboten wird, handelt es sich um die extrahierten Süßstoffe der Steviapflanze. Diese Steviolglykoside (siehe S. 47), oft auch einfach nach ihrem Hauptsüßstoff als Stevioside bezeichnet, haben im Vergleich zu Zucker eine bis zu 450-fache Süßkraft. Stevia kann man wie Zucker einsetzen, da es hitzestabil ist. Nur beim Backen muss man das geringere Volumen berücksichtigen – doch dafür gibt es ab S. 87 jede Menge leckere Kuchen-, Plätzchen- und Eisrezepte.

Es gibt bislang mehr als 200 wissenschaftliche Studien zu Stevia, unter anderem zum Einfluss auf den Blutzuckerspiegel und den Blutdruck. Diese Untersuchungen beweisen, dass Stevia das natürlichste, sicherste und gesündeste Süßmittel der Welt ist. In vielen Ländern wurde Stevia deshalb schon vor Jahren oder Jahrzehnten als Lebensmittel zugelassen.

Mittlerweile hat auch die JECFA, der gemeinsame Sachverständigenausschuss von FAO (Food & Agriculture Organization) und WHO (Weltgesundheitsorganisation), bestätigt, dass Süßstoffe, die aus den Blättern der Steviapflanze gewonnen werden, für die Gesundheit unbedenklich sind. Zu diesem Schluss kommt auch die Europäische Behörde für Lebensmittelsicherheit (EFSA) – vorausgesetzt eine bestimmte Höchstmenge der Süßmittel, der sogenannte ADI-Wert (siehe S. 19), wird nicht überschritten.

Die täglichen Höchstmengen

Die von der EFSA festgelegte Tageshöchstdosis liegt bei 4 mg/kg Körpergewicht. Allerdings bezieht sie sich auf den reinen Steviolanteil in den Glykosiden (Stevioläquivalente). Umgerechnet auf Steviolglykoside ergibt sich daraus eine tägliche Höchstdosis von etwa 11 mg/kg Körpergewicht. Das bedeutet, dass beispielsweise eine Person von 65 kg Körpergewicht bis zu 715 mg Steviolglykoside pro Tag ohne Bedenken aufnehmen kann.

Zum Vergleich: Wir nehmen durchschnittlich 100 g Zucker pro Tag zu uns. Würde man diese Zuckermenge komplett durch Stevia ersetzen, so benötigte man dafür 333 mg Steviolglykoside oder

TIPP

Für Kinder ist Stevia ein ideales Süßmittel, unter anderem deshalb, weil es nicht suchterzeugend ist, wie dies von größeren Zuckermengen bekannt ist.

3,33 g getrocknete Steviablätter (mit einem durchschnittlichen Süßstoffgehalt von rund zehn Prozent). Sie sehen also, dass man die gesetzlich festgelegten Tageshöchstmengen an Steviolglykosiden bei einer durchschnittlichen Ernährungsweise wohl kaum erreichen wird.

Stevia als Heilkraut

Stevia ist nicht nur ein allgemein anerkanntes natürliches Süßmittel, es ist auch ein seit Jahrhunderten geschätztes Heilkraut. Glaubt man überzeugten Steviaanhängern, kann das südamerikanische Süßmittel fast alles: Es soll herzstärkend, bakterien- und pilzhemmend sein sowie gefäßerweiternde Eigenschaften haben. Stevia wird für Diabetiker, Phenylketonurie- (Störung des Aminosäurenstoffwechsels) und Candida-Pilz-Patienten empfohlen. Zudem ist es bestens geeignet bei Zucker- und Sorbitunverträglichkeit. Auch gegen Sodbrennen soll es helfen und den Cholesterinwert senken. Außerdem soll es freie Radikale mindern, Arterienverkalkung verhindern, entzündliche Reaktionen reduzieren und Rheuma lindern. Auch bei Neurodermitis sowie Mukoviszidose (eine erbliche Stoffwechselkrankheit) soll Stevia geeignet sein.

Doch es gibt noch mehr positive Wirkungen, die dem Süßkraut zugeschrieben werden. Stevia soll gegen Hypoglykämie (Unterzuckerung) und Zahnfleischbluten wirken, die Verdauung und Nierenfunktion unterstützen sowie, äußerlich angewendet, die Wundheilung fördern. Sogar ADS-Kinder sollen weniger zappelig und aggressiv sein, wenn Zucker durch Stevia ersetzt wird.

Um die Süßstoffe der Steviablätter zu gewinnen, ist keine biologische Veränderung der Blätter nötig, etwa eine Fermentation. Fermentiert man sie dennoch – wie Teeblätter für schwarzen Tee –, zeigt sich in Zubereitungen dieser Blätter eine sehr starke antioxidative Wirkung, die jene von grünem Tee sogar übersteigt.

Heilwirkungen sind allerdings mit den üblichen Mengen, die zum Süßen verwendet werden, nicht zu erreichen. Die Aufführung der zahlreichen Wirkungen soll nur zeigen, dass das Kraut traditionell auch in höheren Dosierungen verwendet wird und keinerlei dadurch verursachten Gesundheitsschäden bekannt sind.

SCHÜTZT VITAMIN C
In mit Stevia gesüßten Fruchtlimonaden wird Vitamin C wesentlich langsamer abgebaut als in Getränken, die die künstlichen Süßstoffe Aspartam oder Saccharin enthalten. Dies wurde mithilfe einer Studie der Universität Wien ermittelt.

So wird Stevia verdaut

Es gibt Süßstoffe, die werden vom Körper genau so ausgeschieden, wie sie zugeführt wurden. Andere wiederum werden bei der Verdauung aufgespalten, wobei der nicht eben gesunde Alkohol Methanol freigesetzt wird. Was aber geschieht mit Stevia im Körper? Steviolglykoside, die süßen Inhaltsstoffe der Steviapflanze, sind Kohlenstoffverbindungen, bei denen Alkohol mit einem Zuckermolekül verbunden ist. Sie werden weder im Magen noch im Dünndarm aufgespalten. Deshalb sind sie zu groß, um die Darmwand zu passieren und in den Blutkreislauf aufgenommen zu werden und gelangen vollkommen intakt in den Dickdarm. Dort spalten die Darmbakterien das Zuckermolekül ab und das übrig gebliebene Steviolmolekül gelangt über das Blut in die Leber. Dort wird es mit Glucuronsäure verknüpft, einer Säure, die im Stoffwechsel für die Entgiftung eingesetzt wird. Es entsteht das wasserlösliche Steviolacylglucuronid (SAG), das zum größten Teil mit dem Urin ausgeschieden wird. Der verbliebene Teil des SAG gelangt über die Galle wieder in den Dünndarm und wird schließlich abgebaut und ausgeschieden.

Das abgespaltene Zuckermolekül wird ebenfalls verstoffwechselt – daher auch der vernachlässigbare Kaloriengehalt des natürlichen Süßstoffs. Zum Vergleich: Würde man die durchschnittlich aufgenommene Zuckermenge von 100 g pro Tag vollständig durch Steviolglykoside ersetzen, käme man höchstens auf einen Zuckeranteil von 80 mg.

Stevia und Karies

Steviolglykoside können von Mikroorganismen nicht verwertet werden. Sie sind also kein Futter für Kariesbakterien, das heißt, diese können mit Stevia nicht gedeihen oder sich vermehren. Obwohl Steviolglykoside süß schmecken, können sie daher keine Karies hervorrufen.

Wenn wir mit Stevia oder Steviolglykosid gesüßte Speisen oder Getränke zu uns nehmen, so nährt nur noch der darin enthaltene natürliche Zucker der Früchte die Kariesbakterien. Stevia kann deshalb auch zur Kariesvorbeugung eingesetzt werden.

ZAHNPFLEGE

Die meisten Zahncremes enthalten künstliche Süßstoffe. Immer öfter findet man jetzt jedoch auch Zahnpasta mit Stevia.

MACHT KEINEN HUNGER
Wissenschaftliche Untersuchungen haben gezeigt, dass Stevia nicht appetitsteigernd ist.

Stevia und das Körpergewicht

Es ist eine Binsenweisheit, dass man am ehesten abnimmt, wenn man viel frisches Obst und Gemüse isst und Zucker meidet. Sein Wunschgewicht hält man anschließend jedoch nur, wenn man auch satt und zufrieden ist. Ständige Verzichtgefühle provozieren nur den Jo-Jo-Effekt und lassen das Gewicht nach überstandener Diät wieder ansteigen. Besonders Süßschnäbel bekommen ihr Gewicht gut in den Griff, wenn sie Zucker durch Stevia ersetzen. Stevia ist kalorienfrei und veranlasst die Bauchspeicheldrüse nicht zu einer Insulinausschüttung (siehe S. 41) – ein Fettabbau ist so relativ problemlos möglich. Ab S. 87 finden Sie zahlreiche abwechslungsreiche Rezepte, die alle süßen Wünsche befriedigen.

Haben Sie in Ihrer Küche Zucker durch Stevia ersetzt, müssen Sie nur noch darauf achten, dass Ihre Ernährung wenig Fett enthält, vorzugsweise hochwertiges Fett mit reichlich Omega-3-Fettsäuren. Dann gelingt das Abnehmen garantiert.

Sie gehören zu den Glücklichen, die nicht mit überflüssigen Pfunden zu kämpfen haben? Auch dann ist die Verwendung von Stevia sinnvoll, denn so können Sie zum einen Ihr Gewicht problemlos halten, zum anderen tun Sie damit Ihrer Gesundheit etwas Gutes.

Stevia und Diabetes

Für Diabetiker ist Stevia eine echte Zuckeralternative, da es den Blutzuckerspiegel nicht beeinflusst (siehe S. 41), deshalb keine Insulinausschüttung veranlasst und auch sonst keine negativen Wirkungen hat. Es gab immer wieder Vermutungen, dass Süßstoffe – allein aufgrund ihres süßen Geschmacks – die Ausschüttung von Insulin bewirken und damit den Zuckerspiegel beeinflussen. Dass dies nicht der Fall ist, haben Untersuchungen mit Stevia gezeigt. Ein Insulin- und Blutzuckeranstieg konnte ausschließlich nach dem Verzehr von Zucker beobachtet werden.

Dagegen stellte man in Tierversuchen fest, dass hohe Dosen Steviolglykoside möglicherweise sogar zur Behandlung von Typ-2-Diabetes eingesetzt werden können. Der Grund: Steviolglykoside verstärken die Empfindlichkeit der Zellrezeptoren für Insulin und fördern dadurch die Aufnahme von Glukose in die Muskelzellen.

In Brasilien und Paraguay gibt es seit Langem spezielle Tees für Diabetiker aus Steviablättern. In Brasilien sind diese Tees sowie Steviakapseln offiziell als Antidiabetika zugelassen.

Stevia und der Blutdruck

Eine Doppelblindstudie der Chinesischen Universität Hong Kong aus dem Jahr 2000 zeigte, dass durch die Gabe von dreimal täglich 250 mg Steviolglykosiden der Blutdruck deutlich reduziert werden kann – ohne Nebenwirkungen. Zum Vergleich: Die Gesamtzuckermenge in der täglichen Nahrung entspricht durchschnittlich 436 mg Steviosid. Eine weitere chinesische Studie von 2003 bestätigte, dass Steviolglykoside ein gut verträgliches und gleichzeitig wirkungsvolles Mittel gegen hohen Blutdruck sind.

WICHTIG

Wenn Sie an Diabetes erkrankt sind, sollten Sie auch nach einer Umstellung der Ernährung auf Steviasüße Ihre Medikamente keinesfalls ohne Rücksprache mit Ihrem Arzt reduzieren oder gar absetzen!

Stevia und Fruktose-Unverträglichkeit

 Stevia und Steviolglykoside enthalten keinerlei Fruktose. Falls Sie an einer Fruktose-Unverträglichkeit leiden, können Sie Stevia also unbesorgt verwenden. In unseren Rezepten ab S. 87 haben wir zudem alle fruktosearmen Leckereien mit diesem Button gekennzeichnet.

Stevia und Krebs

Stevia und Steviolglykoside sind nicht krebserzeugend – diese Aussage wird auch von der Weltgesundheitsorganisation (WHO) akzeptiert. Aufgrund des hohen Gehalts an Terpenen und Antioxidantien sollen Steviablätter sogar gegen Krebs wirksam sein, vor allem gegen Prostatakrebs. Eine wissenschaftliche Studie aus dem Jahr 2002 (Nihon Universität Japan) zeigte, dass Steviolglykoside eine eindeutig hemmende Wirkung auf Krebs haben –untersucht wurde der Einfluss auf Hautkrebs. Eine ältere Studie von 1997 (National Institute of Health, Tokio) bewies in Tierversuchen eine Schutzwirkung vor Brustkrebs. Auch eine Langzeitstudie zeigte keine Erhöhung der Krebsrate.

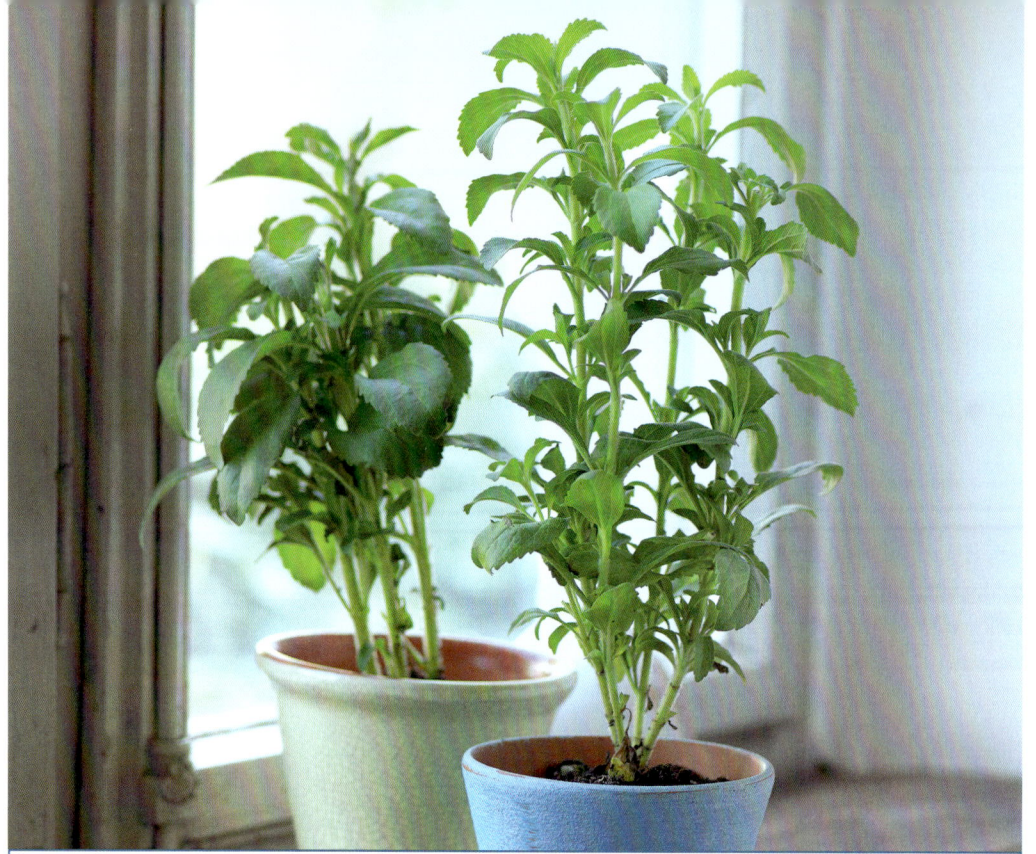

Stevia – die Pflanze

Die Blätter der Steviapflanze werden in Südamerika schon seit Jahrhunderten zum Süßen von Tee verwendet. Unsere moderne Industriegesellschaft verlangt jedoch nach Süßmitteln, die so einfach zu handhaben sind wie Zucker. Deshalb werden aus den Steviablättern die Süßstoffe extrahiert. Diese Steviolglykoside kann man mittlerweile ganz einfach im Lebensmittelhandel oder Reformhaus als Pulver, Tabletten oder Flüssigkeit kaufen und damit seine Speisen süßen oder auch kochen und backen (siehe ab S. 87).

Das süße Kraut aus Südamerika

Wenn wir von Stevia sprechen, meinen wir heutzutage nicht die Pflanze Stevia rebaudiana Bertoni, sondern die Süßstoffe, die als natürlicher Zuckerersatz aus ihren Blättern gewonnen werden. Die Bezeichnung Stevia hat sich im Sprachgebrauch durchgesetzt, das sie einfacher ist als der Begriff Steviolglykoside, wie die süßen Inhaltsstoffe korrekt heißen.

Die Steviapflanze, auch Süßkraut, Süßblatt oder Honigkraut genannt, ist ein süßes, leicht nach Lakritze schmeckendes Süß- und Heilkraut aus Südamerika. Die ausdauernde, blattreiche Staude erreicht eine Höhe von 50 bis 140 cm und gehört wie Löwenzahn und Sonnenblume zur Familie der Korbblütler (Asteraceae). Ihre Blüten sind weiß, ihre Blätter hell- bis dunkelgrün, 5 bis 8 cm lang und haarig. Es gibt etwa 230 Steviaarten, jedoch nur Stevia rebaudiana bildet süß schmeckende Substanzen in ihren Blättern. In den Wurzeln der Pflanze findet man keine natürlichen Süßstoffe, in den Stängeln nur unwesentliche Mengen.

Die Heimat von Stevia

Stevia war einst eine sehr seltene Pflanze, die im Hochland von Amambay, einem Grenzgebiet zwischen Brasilien und Paraguay, in 500 bis 700 Meter Höhe wuchs. Ihr natürliches Verbreitungsgebiet war eng begrenzt zwischen 22 und 23° südlicher Breite sowie 55 und 56° westlicher Länge. In Brasilien gibt es Stevia noch als Wildpflanze, in Paraguay ist sie dagegen nahezu ausgestorben. Erst seit etwa 1908 wurde das Süßkraut in Brasilien und Paraguay nicht nur in der Natur gesammelt, sondern auch gezielt angebaut und geerntet. Mittlerweile gibt es wahrscheinlich nur noch Kulturformen der ursprünglichen Steviapflanzen.

Die Temperaturen in der Amambay-Hochlandregion sind relativ mild. Sie liegen im Jahresdurchschnitt bei 21 °C mit maximal 43 °C Hitze und –6 °C Kälte, Bodenfrost tritt dabei jedoch nicht auf. Diesen würden die Pflanzen auch nicht überstehen, was ihre Kultivierung in mitteleuropäischen Gärten schwierig macht. Die Böden sind sauer und sandig-lehmhaltig mit wenig Humus, also relativ nährstoffarm. Doch keine Sorge: Wenn Sie Stevia zu Hause

INFO

Der Begriff Steviolglykoside für die extrahierten Süßstoffe aus der Steviapflanze geht auf einen japanischen Vorschlag zurück und ist die chemisch korrekte Bezeichnung.

anbauen möchten, brauchen Sie diese Bedingungen nicht nachzubilden. Stevia wächst auch in unseren Breiten ganz unkompliziert im Topf oder im Garten (siehe ab S. 80), vorausgesetzt die Pflanze ist keinem starken Frost ausgesetzt.

Die im Amambay-Hochland heimischen Guaranay- oder Guaraní-Indianer nannten die Steviapflanzen ka'a he'ẽ (Süßkraut) und schätzen sie seit Jahrhunderten. Man sagt, dass sie ihren Mate-Tee, der leicht bitter schmeckt, schon immer mit Steviablättern gesüßt haben – damit kann je nach Interpretation eine Zeitspanne von 500 bis 1800 Jahren gemeint sein. Darüber hinaus nutzten die Ureinwohner die Süßblätter auch als Heilkraut, vor allem für die Wundheilung (siehe S. 40) sowie für die Haut- und Haarpflege (siehe ab S. 76). Da die Bewohner des Öfteren von kriegerischen Stämmen vertrieben wurden, gibt es keine durchgehenden kulturgeschichtlichen Zeugnisse. Man weiß deshalb nicht so genau, wie lange ihnen die Steviaeigenschaften bereits bekannt waren. Heute werden Steviablätter in Südamerika immer noch traditionell auf Wochenmärkten angeboten – sowohl frisch als auch getrocknet.

Wie Stevia nach Europa kam

Die Europäer hörten erstmals im 16. Jahrhundert von Stevia. Die spanischen Eroberer berichteten, dass die südamerikanische Bevölkerung mit den Blättern eines »süßen Honigkrauts« ihren Kräutertee süßen würden.

Doch die wertvolle Pflanze hatte in Europa nur einen zögerlichen Start. Um 1888 beschrieb der aus dem Tessin nach Paraguay ausgewanderte Botaniker Moisés Santiago Bertoni (1857–1929) die Steviapflanze. Er hatte auch bereits ihre süßende Wirkung beobachtet. Dann hörte man erst wieder 1908 von Stevia, als es gelang, den süßen Geschmacksstoff, die Steviolglykoside, aus den Pflanzen zu isolieren. Während des Zweiten Weltkriegs planten die Alliierten Steviolglykoside kommerziell einzusetzen, da Zucker nicht in ausreichenden Mengen zur Verfügung stand. Leider scheiterte das Vorhaben an der fehlenden Technologie für eine industrielle Produktion. Nach dem Krieg, als man wieder Zugriff auf Zuckerrohr hatte, verlor man das Projekt wieder aus den Augen.

STEVIAFORSCHUNG
An der Universität Hohenheim wird seit 1998 an Stevia geforscht, und seit 2002 werden im Rheinland Feldversuche durchgeführt.

Steviolglykoside machen Stevia süß

Um Stevia als universellen Zuckerersatz verwenden zu können, reicht es nicht aus, dass man die Blätter zerkleinert unter Getränke oder Speisen mischt. Diese würden dadurch grünlich verfärbt und geschmacklich verändert werden, da neben den Süßstoffen auch Chlorophyll und Ballaststoffe hinzukämen. Man benötigt deshalb einen Extrakt der süßen Stoffe, die Steviolglykoside (auch Diterpenglykoside genannt), die man ganz unkompliziert im Alltag in Pulverform oder als Flüssigkeit einsetzen kann. Der Name der Süßstoffe weist bereits darauf hin: Steviolglykoside enthalten Glukose, also Traubenzucker – das verursacht den süßen Geschmack (siehe S. 41).

Umgangssprachlich bezeichnet man die in der Pflanze vorkommenden Steviolglykoside nach ihrem Hauptsüßstoff auch als Stevioside. Es werden vor allem zwei Steviolglykoside unterschieden, die in der Pflanze gebildet werden: Steviosid und Rebaudiosid A. Löst man die Steviolglykoside aus den Steviablättern (siehe S. 51), erhält man ein weißes grobkörniges Pulver.

Neben den Hauptsüßstoffen Steviosid und Rebaudiosid A enthalten Steviapflanzen noch weitere Steviolglykoside: Rebaudiosid C, D und E sowie Dulcosid A. Diese haben allerdings weniger oder keine Bedeutung für Süßstoffe (siehe Kasten).

SONNE MACHT SÜSS

Steviablätter enthalten unterschiedlich viel Steviolglykoside. Der Anteil steigt, je älter die Blätter sind und je mehr Sonne die Pflanze bekommen hat.

Diese Steviolglykoside stecken in Steviablättern

Getrocknete Steviablätter enthalten durchschnittlich folgende Anteile an Steviolglykosiden:

> Steviosid: 4,5 – 8,4 %
> Rebaudiosid A: 1,5 – 4,2 %
> Rebaudiosid C: 0,9 – 2,1 %
> Dulcosid A: 0,4 – 0,7 %
> Rebaudiosid D und E: nur in Spuren

Die Anteile der einzelnen Substanzen können je nach Steviaart und Wachstumsbedingungen deutlich variieren.

Steviolglykoside schmecken unterschiedlich

Steviosid und Rebaudiosid A unterscheiden sich geschmacklich ganz deutlich. Verwendet man beispielsweise eine höhere Konzentration von Steviosid zum Süßen eines Lebensmittels, so bekommt die Speise einen bitteren Geschmack. Rebaudiosid A, der süßeste Inhaltsstoff der Steviapflanzen, schmeckt dagegen selbst in höheren Konzentrationen kaum bitter. Geschmacklich gute Süßungsmittel enthalten deshalb einen hohen Anteil an Rebaudiosid A, bei den meisten sind es mindestens 25 Prozent, es werden aber auch Mischungen mit bis zu 98 Prozent angeboten.

Gelegentlich werden Steviolglykoside mit anderen Stoffen (Füllstoffen) gemischt, um ihre extreme Süße zu mildern und/oder die Dosierung zu erleichtern – entsprechend variabel sind die geschmacklichen Eigenschaften und der Süßungsgrad der angebotenen Stevia-Süßmittel. Probieren Sie Produkte von verschiedenen Herstellern aus und verwenden Sie Stevia je nach Vorliebe als Pulver, als Flüssigsüße oder als Tabletten. Der GU-Folder im Anhang hilft Ihnen bei der Auswertung der Versuche und dem Finden Ihrer Lieblingssüßungsmittel. Zum Backen verwenden Sie künftig vielleicht Steviapulver, für den Kaffee Stevia-Tabs und zum Süßen von Tee brühen Sie vielleicht gleich Steviablätter mit auf.

Der süße Geschmack der Steviolglykoside ist stabil bis 200 °C. Das heißt, man kann Stevia beim Kochen und Backen gut einsetzen.

TIPP

Rebaudiosid ist in Wasser leichter löslich als Steviosid. Da es zudem neutral schmeckt und in höheren Konzentrationen nicht bitter wird, kann man Steviablätter zum Süßen von Tee und Kaffee ganz einfach mit den Teeblättern oder dem Kaffeepulver aufgießen.

Die Süßkraft der Steviolglykoside

Von der Reinheit der Steviaprodukte, also des Anteils an Steviolglykosiden im Verhältnis zu den sonstigen Inhaltsstoffen (Füllstoffen) hängt es ab, wie stark ein Steviaprodukt süßt. Doch auch bei den einzelnen Steviolglykosiden gibt es Unterschiede in der Süßkraft (siehe Kasten rechts). Rebaudiosid hat die höchste Süßkraft, es schmeckt 450-mal so süß wie Zucker, Steviosid ist zum Beispiel 250-mal so süß. Getrocknete Steviablätter bringen es immerhin noch auf eine 40-fache Süßkraft von Zucker. Mischt man Steviolglykoside mit anderen Zuckern oder Süßstoffen, so wirken sie als Geschmacksverstärker, das heißt, sie bringen den Eigengeschmack von Früchten, Säften, Getreideprodukten usw. besser zur Geltung.

So süß schmecken die einzelnen Steviolglykoside

Die Süßkraft der Steviolglykoside bezieht sich auf die von Zucker (Süßkraft: 1):

> Steviosid: 250
> Rebaudiosid A: 450
> Rebaudiosid C: 100
> Dulcosid A: 70

Die Inhaltsstoffe der Steviaprodukte

Die Angabe »100 % Stevia-Extrakt« auf einer Steviapackung ist nicht verbindlich, denn dabei wird nichts über die Reinheit oder Zusammensetzung des Süßmittels ausgesagt, man erfährt nur, dass es sich um einen Auszug der Steviapflanze handelt. Finden Sie dagegen beispielsweise die Bezeichnung »95 % Steviolglykoside (70 % Steviosid und 25 % Rebaudiosid A sowie 5 % sonstige Pflanzeninhaltsstoffe)« können Sie von einem hohen Qualitätsstandard ausgehen und das Produkt guten Gewissens kaufen.

Die JECFA, der gemeinsame Sachverständigenausschuss von FAO (Food & Agriculture Organization) und WHO (Weltgesundheitsorganisation), empfiehlt 95 Prozent Steviolglykoside als Mindeststandard für die Reinheit eines Produkts. Mehr als 98 Prozent Steviolglykoside kann man in einem Süßmittel nur sehr schwer erreichen. Man bekommt zwar auch ein 99,99 %-iges Produkt – dafür bezahlt man dann 200 € – pro Gramm. Es wird in erster Linie als Referenz für chemische Analysen eingesetzt.

Die Blätter: süß und gesund

Die ganzen Blätter der Steviapflanze liefern neben den Steviolglykosiden noch andere Pflanzeninhaltsstoffe. Diese sind jedoch völlig unbedenklich – ganz im Gegenteil: Flavonoide und Chlorophyll gelten sogar als gesund, da sie das Immunsystem unterstützen und eine krebsvorbeugende Wirkung haben sollen. Darüber hinaus enthalten Steviablätter Mineralstoffe, Spurenelemente und

HALTBARKEIT
In Trockenprodukten bleibt die Süßkraft der Steviolglykoside etwa drei Jahre und in Getränken vier Monate (jeweils bei Raumtemperatur gelagert) erhalten.

Vitamine, unter anderem Vitamin C, B1 sowie Beta-Carotin, eine Vorstufe von Vitamin A. Manche dieser Inhaltsstoffe tragen jedoch deutlich zum Eigengeschmack der Süßstoffe bei. Dosieren Sie die Blätter also zurückhaltend. Die meisten Menschen verwenden sie am liebsten in Kräuter- und Früchtetees.

Die ganzen Blätter sind allerdings nur in Bayern als Lebensmittel erlaubt. In anderen Bundesländern findet man sie oftmals in den Drogerieabteilungen, »getarnt« als Badezusatz. Allerdings zeichnet sich der Trend ab, dass die Blätter auch außerhalb Bayerns immer öfter als Lebensmittel verkauft werden. Die Anbieter gehen davon aus, dass in einem Streitfall auch andere Gerichte dem Bayerischen Verwaltungsgerichts folgen werden (siehe S. 57).

Sind Steviolglykoside natürlich?

Die aus der Steviapflanze gewonnenen Süßstoffe, die Steviolglykoside, sind ein Zuckerersatz, der gut für die Zähne, die Figur und die Gesundheit ist. Doch ein Wehmutstropfen bleibt: Steviolglykoside sind zwar natürliche Inhaltsstoffe der Steviapflanze, doch bei ihrer Gewinnung spielt Chemie eine wesentliche Rolle und ihre Herstellung ist nicht umweltneutral. Ohne Lösungsmittel sowie chemische Stoffe, die Farbstoffe und sonstige unerwünschte Substanzen aus dem Steviablätterextrakt entfernen, können Steviolglykoside nicht hergestellt werden (siehe rechte Seite).

Im Fokus der Kritik stehen dabei die verwendeten Fällungsmittel, die nötig sind, damit sich die Steviolglykoside in der wässrigen Lösung als feste Stoffe niederschlagen. Diese Fällungsmittel müssen anschließend als Abfall entsorgt werden, wobei die Schwierigkeit besteht, dass sie meist mit den Pflanzenresten verbunden sind. Anfangs wurden Kalziumsalze zum Ausscheiden der Steviolglykoside verwendet, ähnlich wie bei der Zuckerherstellung. Das Endprodukt war von sehr guter Qualität. Doch Eisen-III-Chlorid und Aluminiumsalze versprachen eine bessere Reinigungsleistung, das heißt, eine höhere Ausbeute an Steviolglykosiden. Diese Salze wirken sich jedoch negativ auf den Geschmack aus, was sich nur mit hohem Aufwand korrigieren lässt. Je nach Preis und Hersteller der Steviaprodukte werden heute unterschiedliche Salze verwendet.

REINHEIT
Nicht nur Steviolglykoside sind nicht hundertprozentig rein, auch Zucker hat »nur« eine Reinheit von 99 Prozent. Die fehlenden Prozente sind nicht abgetrennte Pflanzenstoffe, die jedoch keine Süßkraft besitzen. Absolute Reinheit ist nur mit einem unverhältnismäßig hohen Aufwand zu erreichen.

DIE HERSTELLUNG DER STEVIOLGLYKOSIDE

Die Süßstoffe der Steviapflanzen, die Steviolglykoside, werden in einem aufwendigen chemischen Verfahren aus den Blättern isoliert. Folgende Herstellungs-
schritte sind nötig – von der Ernte der Steviapflanzen bis zum weißen Steviolglykosidpulver mit hoher Reinheit:

> Ernte der Steviastängel mit den Blättern
> Trocknen der Stängel
> Trennung der Blätter von den Stängeln. Dies ist für eine gute Süßstoffqualität unbe-
  dingt erforderlich, denn die Stängel enthalten nur sehr wenig Steviolglykoside.
> Einweichen (Mazeration) der Blätter in Wasser oder alkoholische Lösungen. Man erhält
  einen Auszug (Extrakt), in dem die Steviolglykoside sowie andere lösliche Bestandteile
  der Blätter enthalten sind.
> Fällung mit Salzen (Kalziumsalz, Aluminiumsalz oder Eisen-III-Chlorid). Dem Extrakt
  werden Substanzen hinzugefügt, die sich mit den Steviolglykosiden verbinden. Dies
  ist ganz leicht mit Kalziumsalzen möglich, wie sie auch bei der Zuckerherstellung
  verwendet werden. Die ebenfalls verwendeten Aluminiumsalze kennt man auch aus
  der Trinkwassergewinnung.
> Entfärben der Steviolglykoside. Mithilfe von speziellen Harzen (Adsorberharzen)
  werden Chlorophyll sowie andere pflanzliche Farbstoffe aus den Steviolglykosiden
  entfernt. Gleichzeitig erhöht man damit den Rebaudiosidgehalt, was zur Geschmacks-
  verbesserung beiträgt. Die Harze werden mithilfe alkoholischer Lösungen anschließend wieder abgetrennt.
> Entsalzung mit Ionenaustauschern. In diesem Schritt werden die Fällungsmittel ent-
  fernt und gleichzeitig eventuell vorhandene Schwermetalle abgetrennt. Anschließend
  wird die Lösung konzentriert oder gegebenenfalls getrocknet.
> Kristallisieren der Steviolglykoside in mehreren Durchgängen aus alkoholischen
  Lösungen, bis die von der EU vorgeschriebene Reinheit von mindestens 95 Prozent
  erreicht ist. Damit die Steviolsglykoside neutral schmecken, müssen auch noch die
  Lösungsmittelrückstände entfernt werden. In der Regel geschieht dies durch Abdamp-
  fen unter Vakuum.

Zum Teil müssen die beschriebenen Steviolglykosid-Herstellungsschritte mehrmals
wiederholt werden, um eine ausreichende Reinheit sowie den gewünschten neutralen
Geschmack des Endprodukts zu erreichen.

Stevia in Bio-Qualität

Viele Menschen wundern sich, dass sie Steviaprodukte nicht im Bioladen kaufen können. Das liegt ganz einfach daran, dass es Steviolglykoside bislang nicht in Bio-Qualität gibt. Dafür gibt es zwei Gründe: Zum einen kommt Stevia bislang überwiegend aus konventionellem Anbau, das heißt, bei der Kultur werden Pestizide und zum Teil Gentechnik eingesetzt. Zum anderen entspricht die Herstellung der Steviolglykoside nicht den Bio-Richtlinien, da Fällungsmittel, Adsorberharze und Ionenaustauscher eingesetzt werden (siehe S. 51). In der Schweiz wurde mehrmals der erfolglose Versuch unternommen, Steviolglykoside, die im Standardherstellungsverfahren gewonnen wurden, als »Bio« zuzulassen.

Dabei könnte man Stevia durchaus umweltfreundlich herstellen unter Verwendung von umweltneutralen Salzen und Lösungsmitteln – technisch wäre das kein Problem, ein verbindlicher Standard steht jedoch noch aus. Dann wären Steviolglykoside in jedem Fall eine überzeugende Alternative zu künstlichen Süßstoffen. Bis Steviolglykoside tatsächlich in Bio-Qualität zu kaufen sind, kann leicht noch ein Jahrzehnt ins Land gehen – die gesetzlichen Mühlen mahlen bekanntlich äußerst langsam.

Die gute Nachricht ist jedoch, dass der Bio-Anbau von Stevia auf dem Vormarsch ist, etwa in Kroatien. Hier ist geplant, dass in den nächsten Jahren auf rund 22000 Hektar Stevia biologisch angebaut werden soll. Die Kultur von Stevia ist nicht allzu schwierig, da die Pflanzen kaum Fressfeinde haben, und deshalb weitgehend auf den Einsatz von Schädlingsbekämpfungsmitteln verzichtet werden kann. Werden zudem die Bereiche zwischen den Pflanzreihen mit Mulchfolie ab, nimmt man an, dass auch keine Unkrautvernichtungsmittel nötig seien. So lautet zumindest die Theorie. Ob man ganz ohne Biozide auskommt, ist fraglich. Der relativ umweltfreundliche Anbau ist jedoch ein weiterer Pluspunkt, den Stevia gegenüber Zuckerrüben und Zuckerrohr hat.

Es gibt zwar Firmen, die Bio-Steviablätter anbieten, doch wie schon erwähnt, haben Blätter außerhalb Bayerns keine Lebensmittel-Vermarktungsgenehmigung. Teilweise findet man sie trotzdem in den Lebensmittel-, häufig aber in den Drogerieabteilungen (siehe S. 50).

DÜNGER?

In China wird das, was nach Herstellung der Steviolglykoside an Pflanzenmasse übrigbleibt, als Dünger verwendet. Dies klingt nur scheinbar gut, denn zur Aufbereitung von 1 t Steviablätter werden 86 kg Aluminiumsalze gebraucht – die ebenfalls auf die Felder gelangen (siehe Buchtipps S. 122, U. Kienle).

Mit Brief und Siegel

»Bio« ist ein Produkt nur mit Angabe der zuständigen Öko-Kontrollstelle sowie einem Bio-Siegel beziehungsweise der Angabe »kbA« (aus kontrolliert biologischem Anbau). Fehlen diese beiden Elemente oder zumindest der Hinweis auf die Öko-Kontrollstelle, so entspricht das Produkt nicht der Öko-Verordnung der EU. Das gilt auch für die englische Bezeichnung »organic«. Der Missbrauch dieser Bezeichnungen ist übrigens strafbar.

BIO-SICHERHEIT

In der Schweiz gibt es eine Zertifizierung für Bio-Stevia – ein Standard, auf den man sich verlassen kann.

Vorsicht Gentechnik!

Die ursprüngliche Steviapflanze gibt es nicht mehr, als Wildpflanze ist Stevia so gut wie ausgestorben. Die Kulturpflanze, eine Züchtung, die mehr Ertrag bringt, ist inzwischen weltweit verbreitet. Mittlerweile gibt es auch schon genmanipulierte Varianten der Pflanzen. Auf sie kann der jeweilige Hersteller ein Patent anmelden und künftig deren wirtschaftliche Verwertung kontrollieren und damit davon profitieren. Über die Inhaltsstoffe der genetisch veränderten Pflanzen weiß man nichts. Wäre die Steviapflanze in der EU als Lebensmittel zugelassen, könnte man einen sicheren Einheitsstandard mit den nicht genetisch veränderten Pflanzen herstellen und diesen als Basis verwenden. Doch solange die Pflanze und ihre Blätter nicht als Lebensmittel verkauft werden dürfen, ist dies nicht möglich.

Steviolglykoside kann man ebenfalls gentechnologisch herstellen. Als Basis werden Hefen genetisch verändert. Die Hefen, die nach der biologischen Systematik zu den Pilzen gehören, werden so »umprogrammiert«, dass sie Steviolglykoside bilden.

Rebaudiosid A aus gentechnologischem Herstellungsverfahren soll bereits seit 2011 auf dem amerikanischen Markt zu finden sein. Unter der Voraussetzung, dass die verwendeten Hefen weder gesundheitsschädlich sind noch Allergien auslösen, mag das ja nicht schlimm sein – jedoch mit dem ursprünglichen Naturprodukt haben diese Steviolglykoside dann nichts mehr zu tun. Eigentlich möchten die Verbraucher Stevia als natürlichen Ersatz für Zucker und künstliche Süßstoffe einsetzen. Ob sie jedoch die gentechnologisch hergestellte Variante wollen, ist fraglich.

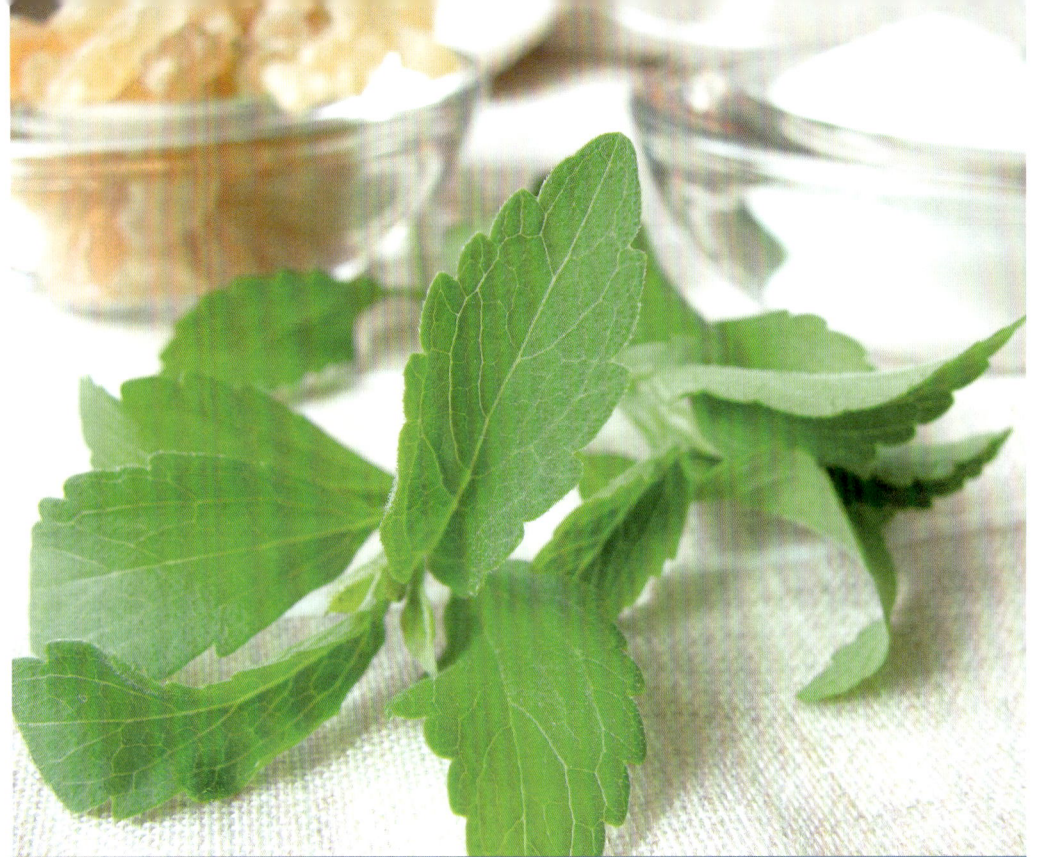

Die Zulassung als Süßmittel

Außerhalb der Europäischen Union (EU), insbesondere in Japan und einigen weiteren asiatischen Ländern, aber auch in den USA sind die süßen Inhaltsstoffe der Steviapflanze zum Teil schon jahrzehntelang zugelassen. In der EU kam der Startschuss erst Ende 2011. Hergestellt werden Steviolglykoside vorwiegend in Brasilien, Paraguay, Uruguay, Zentralamerika, USA, Israel, Thailand und China. Anbauflächen für Steviapflanzen findet man in China, Paraguay, Brasilien, Israel und Thailand.

Der Behörden-Marathon

Stevia beziehungsweise Steviolglykoside werden schon seit Jahrzehnten in vielen Ländern weltweit ohne Probleme eingesetzt. In der Europäischen Union waren die Blätter und die süßen Stoffe aus der Steviapflanze jedoch nicht erlaubt – das hat jede Menge aufgebrachte Reaktionen gegeben und die Gerüchteküche kräftig angeheizt. Man vermutete, die Zucker- und/oder die Süßstoffindustrie würden dahinterstecken, weil diese ihre Marktanteile gefährdet sahen. Verdächtigt wurden auch die EU-Behörden selbst, die ihre mächtige Zuckerindustrie und ihre Zuckerrübenbauern vor der Konkurrenz aus Asien und Amerika schützen wollten.

Isolierte Süßstoffe, also auch Steviolglykoside, gelten als Lebensmittelzusatzstoffe und bedürfen in der Europäischen Union einer Zulassung, das heißt, ihre gesundheitliche Unbedenklichkeit muss dokumentiert werden, bevor sie in den Handel kommen. In Europa dauerte die Prozedur äußerst lange. Erst im Dezember 2011 gab es grünes Licht für Stevia – genauer: für die aus der Steviapflanze gewonnenen Steviolglykoside. Sie haben die Nummer E 960 und sind nun zur Verarbeitung in Lebensmitteln erlaubt.

Der Grund für das nach Meinung vieler Verbraucher quälend lange Zulassungsverfahren der EU-Behörden lag jedoch einfach an den aufwendigen Tests, die nötig sind, um die Ungefährlichkeit der isolierten Süßstoffe zu dokumentieren. Dazu gehören unter anderem Mutagenitätstest, die zeigen sollen, dass der Stoff das Erbgut nicht verändert und nicht krebsauslösend ist. Auch mehrjährige Tierstudien sind gefordert. Sie sollen beweisen, dass die Stoffe keinerlei gesundheitsschädigende Nebenwirkungen haben. Solche Tests erfordern Millionenbudgets und sind für Privatleute beziehungsweise für einzelne Forschergruppen ohne außerordentliche finanzielle Unterstützung kaum zu bewerkstelligen.

Udo Kienle von der Universität Hohenheim, der sich seit 30 Jahren mit Stevia beschäftigt, zeigte auf, dass zahlreiche Zulassungsanträge, die seit den 1990er-Jahren immer wieder gestellt wurden, die für die Genehmigung erforderlichen Unterlagen nicht oder nur unvollständig beilegen konnten – ein wesentlicher Grund, dass sie erfolglos blieben (siehe Buchtipp S. 122).

GLOBALE AKZEPTANZ

Weltweit nutzen bereits 150 Millionen Menschen Tag für Tag das natürliche Steviakraut oder seine Inhaltsstoffe als Süßmittel.

Die Zulassung

Als Steviolglykoside 2011 endlich für die Nutzung in Lebensmitteln in der EU zugelassen wurden, gab es ein paar Bedingungen:

> Die Reinheit der Steviolglykoside muss mindestens 95 Prozent betragen. Dieser Wert ist mit den herkömmlichen Herstellungsverfahren gut zu erreichen (siehe S. 51). Als Steviolglykoside wurden die Einzelstoffe Steviosid, Rebaudiosid A, B, C, D und F, Steviolbiosid, Rubusosid und Dulcosid festgelegt. Allerdings müssen mindestens 75 Prozent der Steviolglykoside aus Steviosid und/oder Rebaudiosid bestehen.

> Die Tageshöchstmenge (der ADI-Wert, siehe S. 19), die an Steviolglykosiden aufgenommen wird, darf – umgerechnet – 11 mg/kg Körpergewicht nicht übersteigen.

> Steviolglykoside dürfen in Getränken, Joghurts, Müslis, Schokolade und anderen Süßigkeiten, nicht jedoch in Kuchen und Keksen verarbeitet werden. Diese Ausnahme wurde von einem Getränkehersteller durchgesetzt, da die Befürchtung bestand, dass die Tageshöchstmenge bereits durch den Konsum von gesüßten Getränken überschritten wird.

Die Novel-Food-Verordnung

Auch wenn nun die süßen Inhaltsstoffe der Steviapflanze, die Steviolglykoside, europaweit zugelassen sind – die Pflanze Stevia ist es nicht. Steviablätter beziehungsweise Steviapflanzen unterliegen der Novel-Food-Verordnung.

Ein Novel Food, also ein »neuartiges Lebensmittel«, ist ein Nahrungsmittel und/oder eine Lebensmittelzutat, die vor dem Inkrafttreten der Novel-Food-Verordnung 1997 in der EU noch nicht in nennenswertem Umfang für den menschlichen Verzehr verwendet und in den Handel gebracht wurde. Damit sind auch bislang nicht verbreitete Lebensmittel aus anderen Kulturkreisen, exotische Früchte sowie sogenanntes Designer Food, zum Beispiel Elektrolytgetränke für Sportler, gemeint. Functional Food, also mit Vitaminen oder Mineralstoffen angereicherte Lebensmittel sowie gentechnisch veränderte Nahrungsmittel wie Soja oder Lachs, fallen nicht unter diese Verordnung.

ANBAUTESTS
1998 bis 2002, als die Zulassung von Steviolglykosiden in Europa noch in weiter Ferne lag, finanzierte die EU ein Forschungsprojekt, das den Anbau von Stevia in Italien, Griechenland, Portugal und Spanien optimieren sollte.

Bevor man ein Lebensmittel, das als Novel Food gilt, in den Handel bringt, muss es ein Zulassungsverfahren durchlaufen. Nur wenn die Prüfung ergibt, dass das Produkt gesundheitlich unbedenklich ist, darf es verkauft werden. Oder man weist nach, dass das Lebensmittel bereits vor Inkrafttreten der Novel-Food-Verordnung in nennenswertem Umfang verzehrt wurde.

Erstaunlicherweise wurde Stevia vor ihrem Verbot in großen Mengen in Belgien, Deutschland, England und die Niederlande importiert. Sogar angebaut wurde sie in Europa: Während des Zweiten Weltkriegs, als das U-Boot-Embargo den Zuckernachschub gefährdete, gab es Stevia-Versuchsfelder in Großbritannien. In Deutschland konnte man das Süßkraut in den 1990er-Jahren in Bioläden, Reformhäusern und Teegeschäften ganz offiziell kaufen. Aber plötzlich war die Pflanze »neuartig«, ein Novel Food, und sollte aus den Läden verschwinden. Das Ganze glich, wie es die Presse formulierte, einem »absurden Theater«.

Stevia war die erste Pflanze, die als Novel Food eingeordnet wurde, obwohl sie in Südamerika bereits seit Jahrhunderten als Süßungsmittel verwendet wird. Ein Zulassungsantrag im Jahr 1997 (von dem belgischen Professor für Pflanzenphysiologie Jan Geuns, siehe Büchertipp S. 122) wurde an alle EU-Mitgliedsstaaten weitergeleitet und drei Jahre später abgelehnt. Der Wissenschaftliche Lebensmittelausschuss der Europäischen Kommission (SCF) hielt die vorgelegten Daten nicht für ausreichend, um die gesundheitliche Unbedenklichkeit der Steviapflanze zu belegen.

Der bayerische Sonderweg

2004 hatte das Verwaltungsgericht München in einem Urteil festgestellt, dass die getrockneten Blätter von Stevia rebaudiana kein Novel-Food-Produkt seien. Die Begründung: Steviablätter waren bereits vor dem 15. Mai 1997, dem maßgeblichen Stichtag für die Festlegung, in nennenswerten Mengen für den menschlichen Verzehr in Gebrauch und unterlägen daher nicht der Novel-Food-Verordnung. Zudem seien »keinerlei Anhaltspunkte erkennbar, dass Stevia rebaudiana Bertoni in den hier verwendeten Mengen gesundheitsschädlich sein könnten.«

SÜSSE JOGHURTS

Das Urteil des bayerischen Verwaltungsgerichts (siehe links) erstritt sich eine bayerische Molkerei. Im Anschluss daran brachte sie mit Steviaaufguss gesüßte Joghurts auf den Markt.

Dieses Urteil blieb nicht unwidersprochen. Bayern legte Berufung vor dem Bayerischen Verwaltungsgerichtshof (BayVGH) ein. Dieser entschied 2009, zwei Fragen, die sich in dem Verfahren stellten, dem Europäischen Gerichtshof (EuGH) zur Vorabentscheidung vorzulegen und das Berufungsverfahren bis zur Klärung auszusetzen. Die Entscheidung steht noch aus. Tatsache aber bleibt: Ein sogenanntes Statusfeststellungsverfahren, ob Stevia nun ein Novel Food ist oder nicht, wurde niemals durchgeführt. Belege, dass Stevia vor 1997 in größeren Mengen verwendet wurde, gibt es jedoch hinreichend.

Die gesundheitliche Unbedenklichkeit

Anstatt nachzuweisen, dass Steviablätter und -pflanzen schon vor 1997 in nennenswertem Umfang verzehrt wurden, kann man auch das Novel-Food-Zulassungsverfahren durchlaufen. Die Prüfung der gesundheitlichen Unbedenklichkeit der Steviablätter als Lebensmittel ist jedoch aufwendig: Sie würde etwa sieben Millionen Euro kosten. Davon fallen auf die notwendige Langzeitstudie (etwa fünf Jahre) an Ratten alleine drei Millionen Euro. Das Prüfverfahren wird von den jeweiligen EU-Staaten durchgeführt. Das heißt: Hier ist man ein bisschen davon abhängig, wie streng das Land ist, in dem man den Test machen lässt.

Stevia weltweit

Außerhalb der EU, insbesondere in einigen asiatischen Ländern, aber auch in den USA, sind Stevia beziehungsweise Steviolglykoside zum Teil schon seit Jahrzehnten zugelassen. Es ist absehbar, dass sowohl Steviolglykoside als auch Steviablätter in nicht allzu ferner Zukunft weltweit als Süßmittel anerkannt werden.

Frankreich

Abweichend vom EU-weiten Steviaverbot hatte Frankreich bereits 2009 per Dekret eine vorläufige Zulassung auf Süßmittel mit mindestens 97 Prozent reinem Rebaudiosid A ausgesprochen (für zwei Jahre). Das französische Unternehmen Danone verwendete als erster europäischer Lebensmittelkonzern Steviolglykoside in seinen Produkten. Seit der offiziellen EU-Zulassung von Steviol-glykosiden können diese Lebensmittel europaweit vertrieben wer-den, und natürlich haben andere Konzerne nachgezogen. Mittler-weile süßen auch andere Hersteller Getränke, Milchprodukte und Süßigkeiten mit den kalorienfreien Steviolglykosiden. Doch auch in Frankreich gilt wie in anderen EU-Ländern, dass jeder, der Ste-viablätter als Lebensmittel verkauft, unter Umständen vor Gericht beweisen muss, dass auf diese eben nicht die Richtlinien der Novel-Food-Verordnung anzuwenden sind (siehe ab S. 57).

Schweiz

Nachdem ein Expertengremium der Vereinten Nationen (UN) Steviolglykosiden 2008 gesundheitliche Unbedenklichkeit attes-tiert hatte, wurden beim Schweizer Bundesamt für Gesundheit (BAG) Einzelanträge zu seiner Verwendung zugelassen. Dies be-schränkte sich auf die jeweiligen Antragsteller und deren spezielle Produkte. Unter anderem wurde für Lebensmittel wie Schokolade oder Eistee die Erlaubnis erteilt. Seit Mai 2009 ist das Süßen mit Steviolglykosiden generell erlaubt. Man bekommt die Süßstoffe in Apotheken, Drogerien und teilweise auch in Supermärkten.

Steviablätter und Steviapflanzen sind auch in der Schweiz nicht zugelassen. Man vertritt die Ansicht, dass die gesundheitliche Un-bedenklichkeit der Pflanze nicht vollständig belegt sei.

Allerdings gibt es eine Ausnahme – in kleinen Mengen (unter zwei Prozent) dürfen Steviablätter in Kräutertees verwendet werden. Dadurch entsteht eine groteske Situation: Will ein Apotheker oder Teeanbieter eine Kräuterteemischung mit Steviablättern zusam-menstellen, so hat er Schwierigkeiten, die Blätter zu bekommen, da sie als Reinprodukt nicht zugelassen sind.

Es wird nicht damit gerechnet, dass eine generelle Zulassung der Steviablätter demnächst zu erwarten ist. Bei der Verwendung von selbst angebauten Steviapflanzen appelliert die Schweiz an die Ei-genverantwortung. Entspricht ein Lebensmittel mit Steviolglyko-siden allerdings den EU-Vorschriften, ist auch in der Schweiz kei-ne Bewilligung notwendig. Die Verwendung muss jedoch dem Bundesamt für Gesundheit (BAG) gemeldet werden.

TESTMARKT

Von 2008 bis zur EU-Zulas-sung von Steviolglykosiden war die Schweiz für diverse Nahrungsmittelhersteller ein Testmarkt für die Ak-zeptanz von Steviaproduk-ten bei den Verbrauchern.

USA

Seit 1995 sind Steviolglykoside in den USA in Diätnahrung und Nahrungsergänzungsmitteln erlaubt. Bis sie als Süßstoff zugelassen wurden, hat es aber noch 13 Jahre gedauert. Heute findet man in Restaurants häufig Steviatabs auf den Tischen. 2009 erhielten Steviolglykoside sogar den GRAS-Status (Generally Recognized As Safe) der amerikanischen Gesundheitsbehörde FDA (Food and Drug Administration). Das bedeutet, dass Steviolglykoside als gesundheitlich unbedenklich anzusehen sind. Seither ist die Nachfrage nach Stevia-Süßstoffen groß: Das Steviaprodukt Truvia des Herstellers Cargill liegt auf Platz 2 der weltweit meistverkauften Süßstoffe. Wie in der EU sind auch in USA Steviablätter nicht zugelassen. Im Zuge der Kampagne gegen Fettleibigkeit und übermäßigen Zuckerkonsum (siehe S. 31) sowie einer geplanten Steuer auf zuckerhaltige Limonaden (Sodasteuer) wird Stevia noch mehr Aufwind bekommen. Ein Milliarden-Markt ist im Entstehen.

Paraguay, Brasilien und Argentinien

In der Heimat der Steviapflanze, in Paraguay und Brasilien, sowie im angrenzenden Argentinien werden Steviablätter bereits seit Jahrhunderten zum Süßen von Tees verwendet. Seit 1970 sind auch Steviolglykoside im Handel. Da Stevia in diesen Ländern jeweils eine lange Tradition hat, wurde auch von keiner Seite für Steviolglykoside eine Zulassung gefordert. Die traditionelle Verwendung war Grund genug für die uneingeschränkte Zulassung aller Produkte rund um die süße Pflanze.
In Paraguay wird Stevia seit 1909 angebaut. Heute ist das südamerikanische Land nach dem Giganten China der zweitgrößte Produzent: Etwa zehn Prozent der weltweiten Anbauflächen liegen dort. Auf Teilflächen wird Stevia ökologisch angebaut.

Japan

Bereits 1954 begann man in Japan mit dem Anbau von Stevia in Treibhäusern. Als 1969 die japanische Regierung wegen gesundheitlicher Risiken den Verkauf von künstlichen Süßstoffen verbot, gab es erst einmal keinen Nachfolger als kalorienfreies Süßmittel.

1971 wurde ein Steviaextrakt zum Süßen zugelassen. Es kam zu einem richtigen Stevia-Boom, bereits zehn Jahre später verbrauchte man allein in Japan 2000 Tonnen Steviaextrakt. Inzwischen hat Stevia in Japan einen Marktanteil von 40 Prozent an allen Süßmitteln. In Japan findet man Stevia ganz selbstverständlich in vielen Süßigkeiten, Kuchen, Fertiggerichten, eingelegten Meeresfrüchten, Sojasaucen, Getränken, Zahncreme und Mundwasser.
Für die große Nachfrage nach Stevia reichten die Anbauflächen im eigenen Land bald nicht mehr aus. Deshalb brachten japanische Unternehmen den Steviaanbau nach Indonesien, Malaysia, auf die Philippinen und nach Thailand, schließlich auch nach Vietnam und sogar in die Sowjetunion.

INFO
In Japan werden jährlich 17,8 kg Zucker pro Kopf verbraucht – in Deutschland ist es fast die doppelte Menge.

China

China baut seit über 15 Jahren Stevia an und ist heute der größte Produzent der Welt: Etwa 88 Prozent der Stevia-Anbauflächen liegen dort. Im Jahr 2008 wurde auf rund 20 000 Hektar Stevia kultiviert – in Handarbeit. Es sind gewaltige Steigerungen der Anbauflächen geplant. Mittlerweile spricht man davon, dass bereits um 45 000 Hektar mit Stevia bepflanzt sein sollen.
Auch einer der größten Hersteller von Steviolglykosiden kommt aus China: Die Firma Sunwin teilt sich mit dem US-Unternehmen Cargill die vorderen Plätze bei der Produktion von Steviolglykosiden. Über den Inlandsmarkt für Steviaprodukte ist nicht viel bekannt. Man nimmt an, dass die Steviolglykoside in der Regel nach Japan, in die USA und nach Europa exportiert werden.

Australien und Neuseeland

In Australien und Neuseeland sind Steviolglykoside seit 2008 als Süßmittel in Lebensmitteln, Fertiggerichten und Getränken zugelassen. Im Unterschied zu Europa ist in diesen Ländern auch das Süßen von Kuchen und Keksen mit Stevia erlaubt. Selbst Bio-Produkte, für die künstliche Süßstoffe normalerweise nicht zugelassen sind, dürfen Steviolglykoside enthalten.
Aufgrund des boomenden Süßstoffmarkts beabsichtigt Australien, im größeren Stil in den Anbau von Stevia einzusteigen.

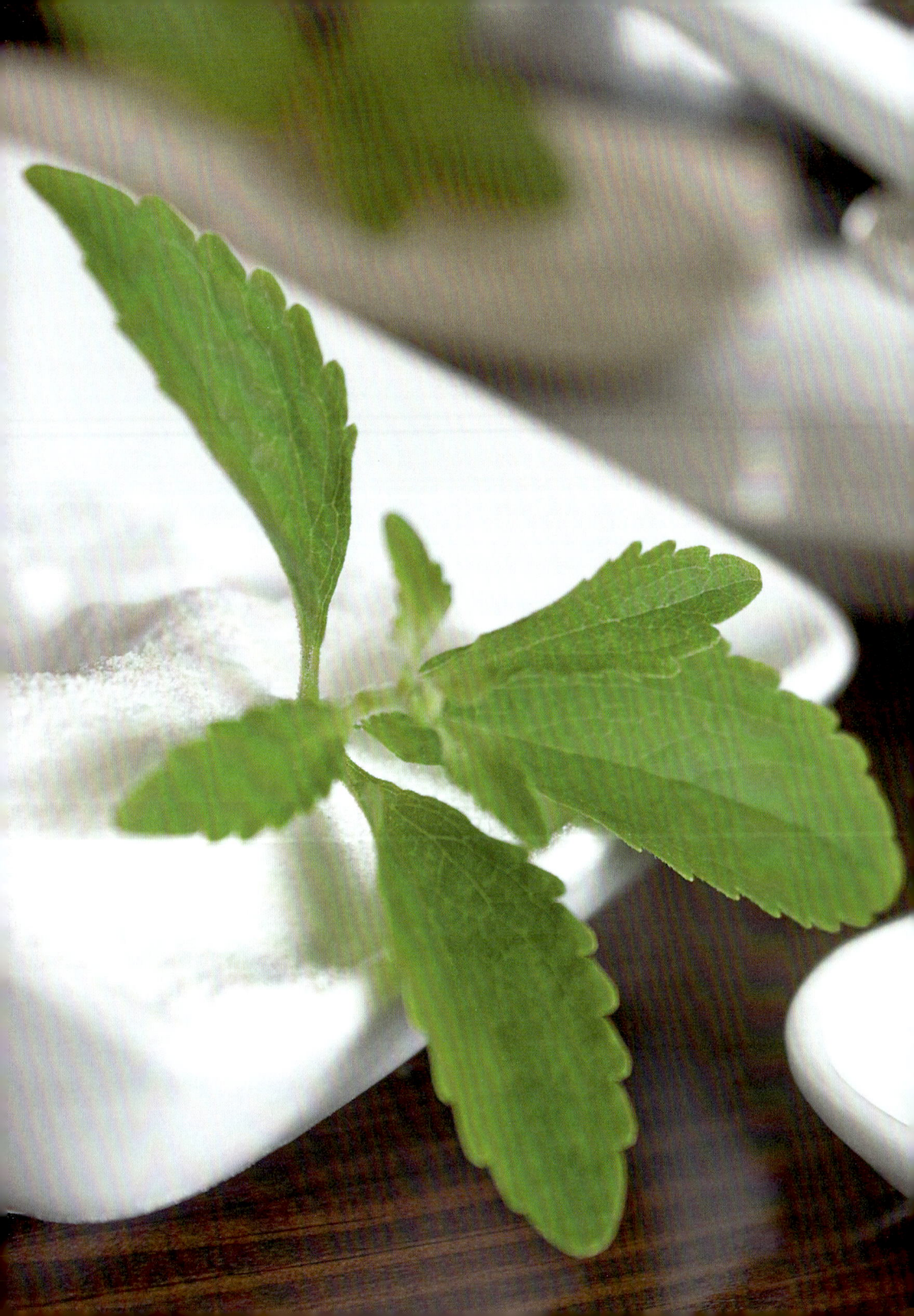

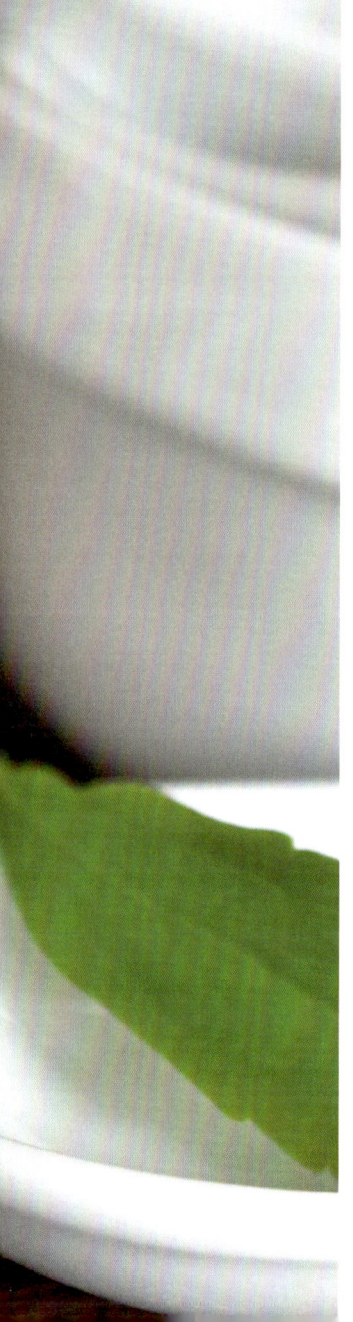

VERWENDUNG UND DOSIERUNG

Im Folgenden erhalten Sie zahlreiche Tipps für den Kauf und die Verwendung der vielfältigen Stevia-produkte – Pulver, Flüssigkeiten, Tabletten, Sirupe, Blätter – sowie für den Anbau der Pflanzen.

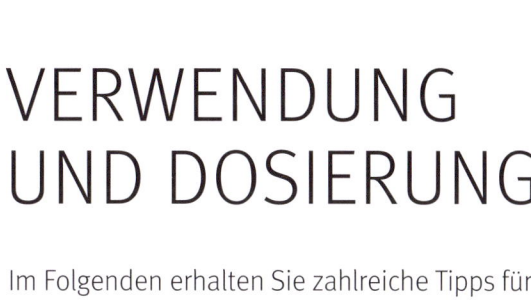

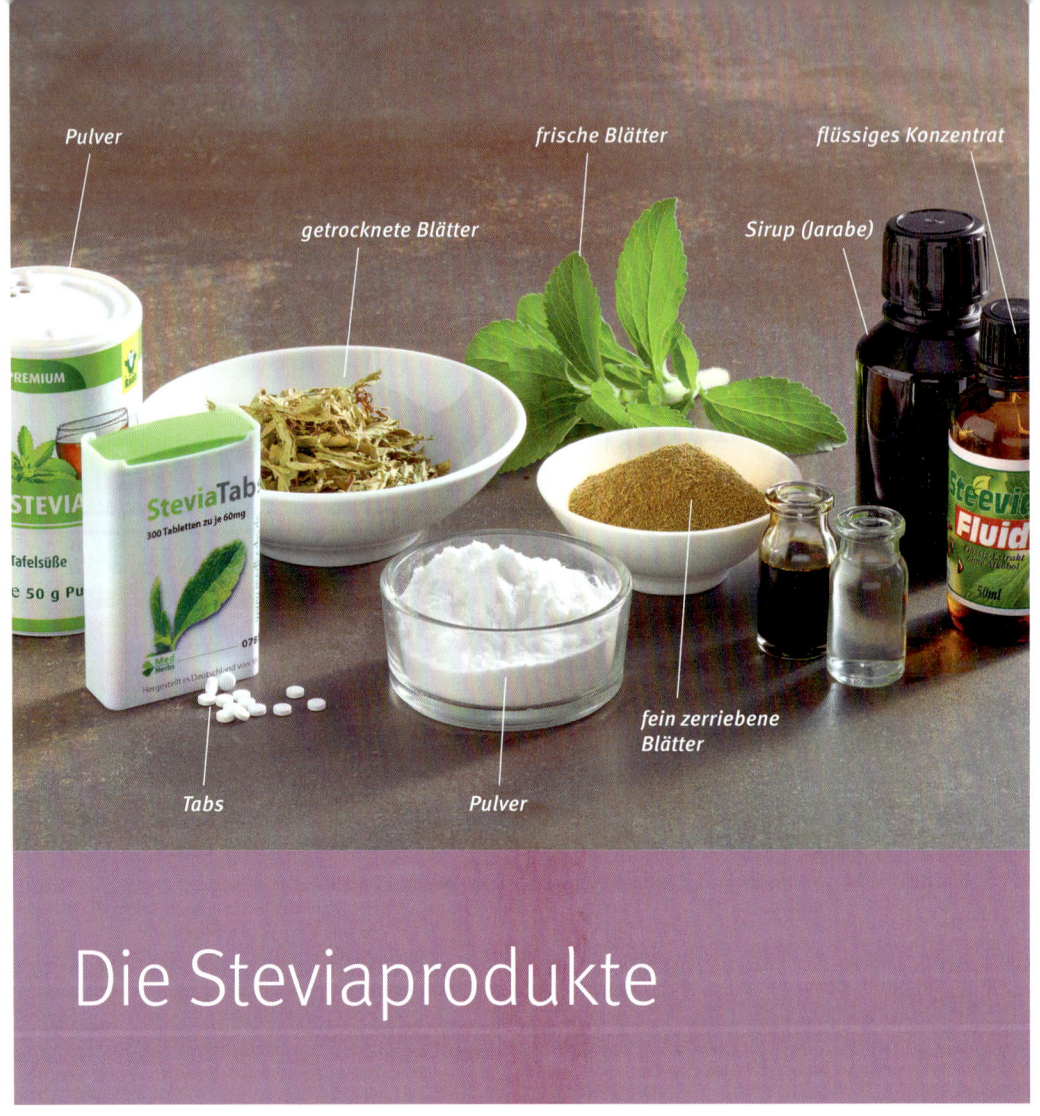

Pulver

getrocknete Blätter

frische Blätter

flüssiges Konzentrat

Sirup (Jarabe)

fein zerriebene Blätter

Tabs

Pulver

Die Steviaprodukte

Die süßen Inhaltsstoffe der Steviapflanze, die Steviolglykoside, können Sie von verschiedenen Herstellern in flüssiger Form, als Streusüße, Pulver, Granulat oder Tabletten/Tabs in gut sortierten Supermärkten, in Reformhäusern, in Apotheken, Drogerien, manchmal sogar im Discounter und natürlich im Internet kaufen. Die getrockneten Blätter finden Sie meist in den Drogerieabteilungen, »getarnt« als Badezusatz oder Ähnliches. Die Süßmittellieferanten selbst, die Steviapflanzen, gibt es in Gärtnereien.

Auf die Zusammensetzung kommt es an

Die Europäische Union (EU) schreibt für Steviolglykoside eine Reinheit von 95 Prozent vor. Dies betrifft jedoch nur die Qualität des Rohstoffs und nicht den Anteil an Steviolglykosiden in einem Handelsprodukt. Da die Süßkraft von Steviolglykosiden im Vergleich zu Zucker so enorm hoch ist, sind sie in Reinform nur mit etwas Erfahrung genau zu dosieren.

Manche Steviaprodukte werden deshalb mit Füllstoffen bewusst auf Volumen gebracht, damit der Verbraucher sie einfacher handhaben kann, zum Beispiel Tabs zum Süßen von Tee oder Kaffee. In solchen Fällen können Sie aus der Packungsangabe ersehen, dass hier nur etwa 20 Prozent Steviolglykoside enthalten sind. Dass die verwendeten Steviolglykoside wiederum die vorgeschriebene Reinheit von mindestens 95 Prozent haben, versteht sich von selbst, auch wenn bisweilen extra darauf hingewiesen wird. Ein qualitativ minderwertigerer Rohstoff wäre illegal.

Entscheiden Sie selbst, in welchen Fällen es Sinn macht, auf Produkte mit Füllstoffen zurückzugreifen und wo Sie sich lieber für das reine Süßmittel entscheiden. In letzterem Fall würde auf der Verpackung beispielsweise stehen: »95 % Steviolglykoside, davon 70 % Steviosid, 25 % Rebaudiosid und 5 % sonstige Pflanzeninhaltsstoffe. Keine Füllstoffe und sonstigen Inhaltsstoffe«. Die »5 % sonstige Pflanzeninhaltsstoffe« sind Pflanzenmaterialien, die beim Herstellungsprozess nicht abgetrennt werden können – oder nur mit einem unverhältnismäßig hohen Aufwand (siehe S. 50).

Alle Rezepte in diesem Buch (siehe ab S. 87) sind mit einem Steviolglykosidpulver mit 300-facher Süßkraft zubereitet (siehe S. 67). Es ist, wenn man seine Süßkraft umrechnet, am preisgünstigsten. Zudem enthält es keine Füllstoffe und hat eine einheitliche Süßkraft, anders als zum Beispiel flüssige Steviakonzentrate.

Zusatzstoffe und ihre Nebenwirkungen

Wie bei allen verarbeiteten Lebensmitteln sollte man bei Steviaprodukten die Zusatzstoffe einer kritischen Prüfung unterziehen. Neben der einfacheren Dosierung ist der Grund für Füll- oder Trägerstoffe die Beeinflussung des Geschmacks. Da Steviolglykoside einen

FARBE

Wenn Sie grünes Steviapulver kaufen, handelt es sich in der Regel um fein zerriebene Steviablätter, nicht um Steviolglykoside.

leichten Lakritzegeschmack haben und bei Überdosierung sogar leicht bitter schmecken können, versucht man diese Eigenheiten durch die Kombination mit Süßstoffen, Zuckeraustauschstoffen oder sogar mit diversen Zuckerarten zu neutralisieren.

> Ist ein Zuckeraustauschstoff, wie beispielsweise Sorbit, Maltit, oder Isomalt, mit mehr als zehn Prozent in einem Steviaprodukt enthalten, schreibt der Gesetzgeber vor, dass auf der Packung folgender Standard-Warnhinweis steht: »Kann bei übermäßigem Verzehr abführend wirken.«

> In zahlreichen Steviaprodukten findet man den Füllstoff Maltodextrin, ein Vielfachzucker mit vernachlässigbarer Süßkraft, der aus Stärke gewonnen wird. Maltodextrin ist geschmacksneutral und wird häufig als Verdickungs- und Fettaustauschstoff in der Süßwaren- und Wurstindustrie sowie für Sportlergetränke eingesetzt. Wenn Sie Stevia verwenden, um Ihr Gewicht zu halten oder in den Griff zu bekommen, sollten Sie keine mit Maltodextrin angereicherten Steviaprodukte verwenden. Denn 100 g Maltodextrin liefern ja nach Art etwa 400 Kalorien – genauso viel wie Zucker. Nicht umsonst gelten im Kraftsport Getränke mit Maltodextrin als probates Mittel zur Gewichtszunahme.

> Manche Steviaprodukte enthalten sogar Fruktose. Von so einer Kombination ist wirklich abzuraten, denn damit handeln Sie sich all die Probleme ein, die dieser Fruchtzucker nun einmal mit sich bringt – von Kariesgefahr über Gewichtszunahme bis zur Förderung einer Insulinresistenz und damit Diabetes Typ 2 (siehe S. 36).

Empfehlenswerte Füllstoffe

Die geeignetsten Trägerstoffe für Steviolglykoside sind der fast kalorienfreie und geschmacksneutrale Zuckeralkohol Erythrit (siehe S. 21) sowie Inulin. Inulin ist ein Vielfachzucker, der ganz natürlich in diversen Pflanzen vorkommt, zum Beispiel in Chicoréewurzeln, Schwarzwurzeln, Topinambur und Artischocken. Es kann von unseren Verdauungsenzymen im Dünndarm nicht aufgespalten werden und gilt deshalb als gesunder Ballaststoff mit positiven Wirkungen auf die Darmflora (Präbiotikum). Inulin ist fast kalorienfrei und ohne Einfluss auf den Blutzuckerspiegel.

Die Farbe von Steviolglykosiden

Bisweilen werben Hersteller von Steviaprodukten mit dem Hinweis »ungebleichtes Steviosid«. Diese Bezeichnung ist jedoch vollkommen aussagelos, denn bei der Isolierung der Steviolglykoside aus den Steviablättern wird weltweit keine Bleichung angewendet, weil das unnötig ist. Steviolglykoside werden während ihres komplexen Herstellungsprozesses grundsätzlich entfärbt (siehe S. 51). Andernfalls enthielten sie beispielsweise Chlorophyll, das wiederum den Geschmack der Steviolglykoside beeinflussen würde.

Hat ein Steviolglykosidprodukt ohne sonstige Zusatzstoffe einen gelben oder grünlichen Farbton, so lässt dies auf eine geringere Reinheit schließen, denn ein Steviapulver mit der gesetzlich geforderten Reinheit von 95 Prozent ist definitiv weiß.

So können Sie Stevia kaufen

Der Steviaverkauf – Steviolglykoside und Blätter sowie Pflanzen – ist in der Europäischen Union (EU) einheitlich geregelt:

> Steviolglykoside mit einer Reinheit von mindestens 95 Prozent dürfen als isolierte Süßmittel angeboten sowie in der Lebensmittelindustrie verarbeitet werden.

> Steviablätter und Produkte daraus (zum Beispiel grünes Steviapulver) dürfen offiziell nur in Bayern verkauft werden, da sich dort zwei Firmen das Recht dazu gerichtlich erstritten haben. Immer häufiger werden jedoch trotz Verbot auch in anderen Bundesländern sowie im Internethandel Blätter angeboten.

> Steviapflanzen gibt es überall dort, wo Zierpflanzen angeboten werden, also in Gärtnereien, auf Märkten und bei Internethändlern.

TIPP

In der Schweiz sind ebenfalls nur Steviolglykoside als Lebensmittelzusatz zugelassen (siehe S. 59).

Steviapulver

Dieses süße Granulat, auch Steviastreusüße oder Streupulver genannt, ist praktisch in der Anwendung. Es ist gut zu dosieren, leicht wasserlöslich und damit für die Zubereitung von Desserts und Kuchen sowie zum Süßen von Getränken geeignet. Steviapulver gibt es in den unterschiedlichsten Konzentrationen. Die Version mit der höchsten Süßkraft – bis 450-mal so süß wie Zucker – besteht aus reinem Rebaudiosid A. Das Standard-Steviapulver, für

GU-ERFOLGSTIPP
REINHEIT

Wenn Sie Bedenken haben, ob Ihr Stevia-produkt auch wirklich die angegebene Reinheit hat: Fordern Sie beim Händler Zertifikate an. Oder wenden Sie sich an einschlägige Internet-Steviaportale (siehe Adressen S. 123). Dort finden Sie darüber hinaus auch Unterstützung bei der Auswertung der Zertifikate.

das wir uns auch bei unserer Rezeptentwicklung (siehe ab S. 87) entschieden haben, enthält reine Steviolglykoside ohne Füllstoffe und hat eine Süßkraft von 300. Daneben gibt es Pulver mit diversen Abstufungen in der Süßkraft, die man durch die Beimischung von Füllstoffen erreicht. Will man Steviapulver zum Süßen bei Tisch verwenden, ist es ganz praktisch, wenn man es ähnlich wie Zucker dosieren kann. Füllstoffe sind also nicht von vornherein abzulehnen. Die Devise heißt wie immer: Einen Blick auf die Zutatenliste werfen (siehe ab S. 65). Bei Steviapulver mit hoher Süßkraft ist die Gefahr der Überdosierung sehr hoch. Deshalb sollte man anfangs nur minimale Mengen verwenden (siehe S. 72 f.)

Stevia-Tabs

Stevia-Tabs sind kleine Tabletten – ähnlich wie Süßstofftabletten –, und damit ideal zum Dosieren für Tee oder Kaffee. Die Süßkraft eines Tabs entspricht etwa einem Zuckerwürfel. Fast alle Tab-Produkte enthalten Laktose (Milchzucker), jedoch in so geringen Mengen, dass sie auch für Personen mit Laktose-Intoleranz in der Regel gut verträglich sind. Zum Süßen von kalten Getränken eignen sich Tabs nicht, da sie sich darin nur schlecht auflösen.

Flüssige Steviakonzentrate

Sie werden auch als Stevia-Fluid, Stevia-Liquid oder flüssige Tafelsüße angeboten und sind im Tropfenspender sehr praktisch zum Süßen bei Tisch. Die Basis der Konzentrate sind Steviolglykoside. Für eine gute Haltbarkeit wird Glyzerin, Zitronensäure oder auch Alkohol zugegeben. Achten Sie also auch hier auf die Zutatenliste.

Stevia-Dulce

Diese flüssige Tafelsüße ist ein Auszug aus Steviablättern, also ein reiner Pflanzenextrakt mit grünlicher Farbe und einem kräuterigen Geschmack. Ihre Süßkraft entspricht dem des natürlichen Steviolglykosidanteils der Blätter und ist deshalb geringer als die von Konzentraten. Dafür enthält Stevia-Dulce die sekundären Pflanzenstoffe der Blätter. Meist wird es für kosmetische Zwecke verwendet. Stevia-Dulce können Sie auch selbst herstellen (siehe S. 74).

Stevia-Instant

Dieser sprühgetrocknete Wasserauszug der Steviablätter enthält alle sekundären Pflanzenstoffe eines Steviaauszugs in Pulverform. Stevia-Instant hat eine bräunlich grüne Farbe und wie Stevia-Dulce ein leicht kräuteriges Aroma.

Steviasirup (Jarabe)

Der dickflüssige, dunkle Sirup wird schon seit jeher von den Indianern Paraguays geschätzt und nicht nur zum Süßen, sondern auch zur Hautpflege (siehe ab S. 76) sowie bei Hauterkrankungen verwendet. Jarabe ist ein eingedickter wässriger Auszug der Steviablätter mit unverwechselbarem, kräftigem Geschmack. Er wird ohne Konservierungsstoffe hergestellt.

Grünes Steviapulver

Dieses Pulver ist nichts anderes als zerstoßene oder gemahlene getrocknete Steviablätter. Sie können damit Tee oder Kaffee süßen (siehe S. 48), es direkt für Speisen, etwa für Pfannkuchen oder Waffeln sowie für kosmetische Zwecke verwenden (siehe ab S. 76).

Getrocknete Steviablätter

Gibt man ein paar getrocknete Steviablätter beim Aufgießen von Tee oder Kaffee dazu, erhält man ein gesüßtes Getränk. Sie können daraus auch Ihr eigenes Stevia-Dulce herstellen (siehe S. 74).

TIPP

Getrocknete Steviablätter können Sie im Mörser oder in der Kaffeemühle selbst zu grünem Pulver mahlen.

Der Preis von Stevia

Auf den ersten Blick scheint Stevia teuer zu sein. Vergleicht man jedoch seine Süßkraft mit der von Zucker, erkennt man rasch, dass Stevia nicht mehr kostet als Zucker:
> 50 g Stevia (300-fache Süßkraft) entspricht 15 kg Zucker
> 15 kg Zucker kosten 15 bis 20 €
> 50 g Stevia kosten 10 bis 20 € – also ähnlich viel (oder wenig) wie Zucker.

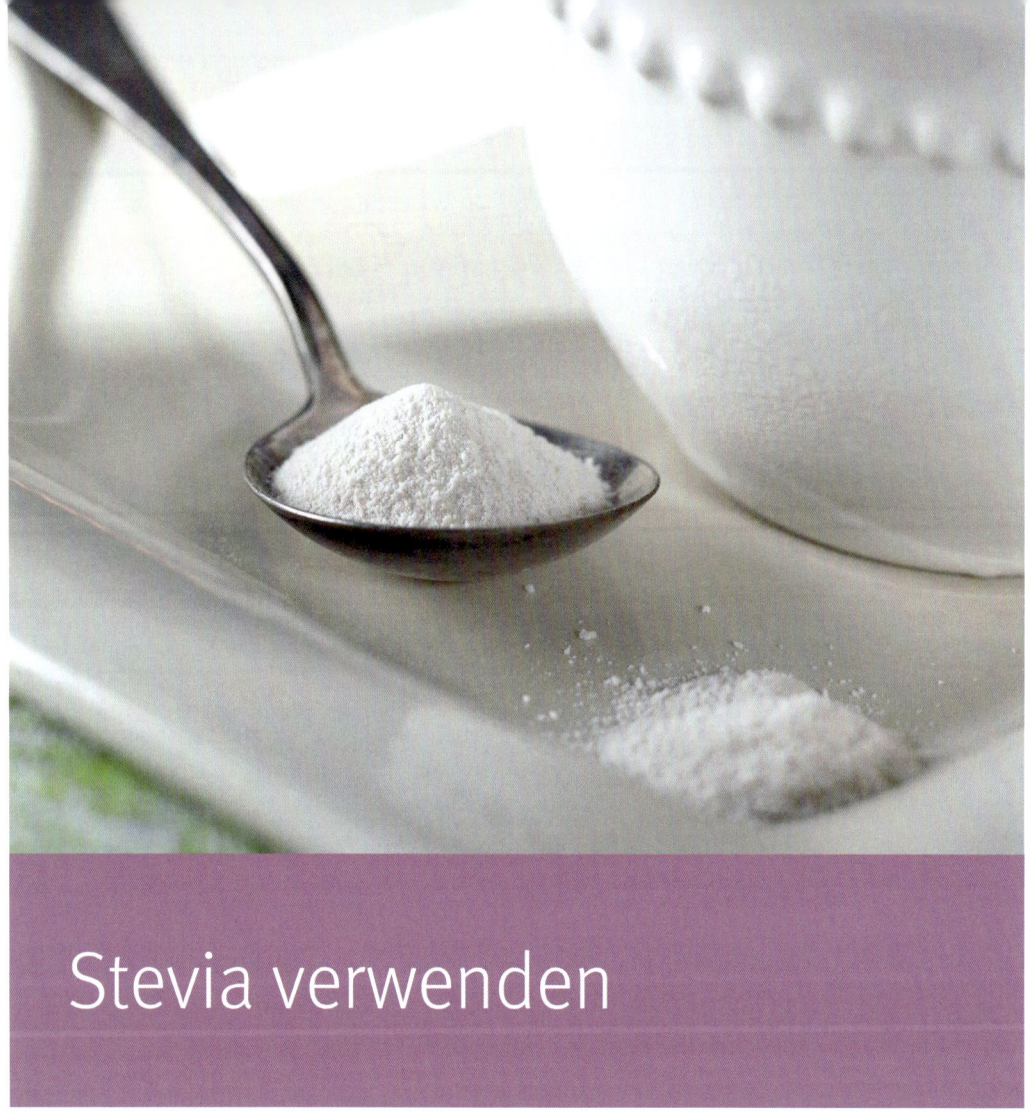

Stevia verwenden

Süßen mit Stevia ist ganz einfach, wenn man sich erst einmal an ihre deutlich höhere Süßkraft gewöhnt und auf ein paar Lieblingsprodukte festgelegt hat. Vielleicht machen Sie es wie wir: Steviapulver (mit 300-facher Süßkraft) zum Kochen und Backen (siehe auch die Rezepte ab S. 87), Tabs zum Süßen von Tee oder Kaffee im Büro und unterwegs. Zu Hause, wenn man mehr Muße hat, geben wir Steviablätter (frisch oder getrocknet) vor dem Aufgießen in den Tee- oder Kaffeefilter.

Besonderheiten beim Süßen mit Stevia

Steviolglykoside sind hitzestabil bis 200 °C, das heißt, man kann sie im Gegensatz zu anderen Süßstoffen, wie beispielsweise Thaumatin, problemlos zum Backen und Kochen verwenden. Allerdings fehlt bei Stevia der Karamelleffekt, den Zucker bei hohen Temperaturen hat und der für die braunen Oberflächen von Gebäck mit verantwortlich ist. Kristallzucker schmilzt bei etwa 135 °C, noch ohne sich zu verfärben. Bei Temperaturen um 150 °C beginnt das eigentliche Karamellisieren, das sowohl die Farbe als auch den Geschmack des Zuckers verändert. Für goldbraunen Karamell sind Temperaturen von 180 bis 200 °C notwendig. Kuchen, die Zucker enthalten, bekommen beim Backen auch deshalb eine braune Oberfläche. Stevia karamellisiert jedoch nicht.

Doch keine Sorge: Kuchen, die Sie mit Stevia backen, bleiben deshalb nicht unsympathisch blass! Sie bräunen nur nicht ganz so stark. Das ist anfangs eine kleine Umstellung. Vielleicht sind Sie es gewöhnt, den Kuchen herauszunehmen, wenn er braun ist – diese Methode funktioniert bei Gebäck mit Stevia nur bedingt. Mehl bräunt bei Hitze zwar auch, doch wenn es so dunkel ist, wie Sie es von Zuckerteigen her kennen, war Ihr Steviakuchen sicher zu lange im Ofen – und ist etwas zu trocken geraten.

Wo Stevia nicht funktioniert

Um es gleich vorwegzunehmen: Es sind zwar nicht viele, aber ein paar Teige, bei denen Zucker eine wichtige Rolle spielt, funktionieren mit Stevia nicht – übrigens auch nicht mit anderen Süßstoffen. Generell ist der Einsatz von Stevia da schwierig, wo normalerweise Zucker für den Backprozess wichtig ist und für Volumen und Zusammenhalt des Teiges sorgt.

Ein Biskuit wird nur durch das lange Schlagen von Eiern mit Zucker leicht und luftig. Genauso wenig gelingen ein Baiser oder ein Krokant mit Stevia, denn bei beiden ist das Karamellisieren von Zucker ein wesentlicher Bestandteil. Ein Baiser mit Stevia sieht im ersten Moment noch ganz vielversprechend aus. Doch leider handelt es sich dabei nur um gebackenen Eischnee, und dieser verliert schon nach sehr kurzer Zeit seine krosse Konsistenz.

TIPP

Auf S. 75 finden Sie eine Auswahl diverser Steviaprodukte mit einer kurzen Beschreibung, wofür sie am besten geeignet sind.

Stevia konserviert auch nicht, wie man es von Zucker kennt. Deshalb ist es für haltbare Fruchtzubereitungen nicht geeignet. Sie finden im Rezeptteil zwar zwei Konfitüren (siehe S. 112), doch diese werden aus Trockenfrüchten hergestellt. Sie enthalten aufgrund ihres geringen Flüssigkeitsanteils relativ viel Fruchtzucker und sind im Kühlschrank zwei Wochen problemlos haltbar.

Gerichte, die mit Stevia gut funktionieren

Grundsätzlich haben Stevia und ihre Steviolglykoside ein breites Anwendungsgebiet in der Küche. Am einfachsten können Sie Desserts mit Stevia zubereiten. Hier können Sie zwischendurch probieren, ob das Fruchtpüree, die Quark- oder die Eiermasse schon genügend süß sind. Sie brauchen auch keine Sorge zu haben, dass Stevia mit irgendwelchen Lebensmitteln nicht harmonieren oder ungünstig reagieren könnte. Es passt zu Milchprodukten genauso wie zu säurehaltigen Früchten. Und natürlich können Sie mit Stevia eine riesige Bandbreite an Kuchen zaubern (siehe ab S. 87).

So dosieren Sie richtig

Zugegeben, das Dosieren von Stevia erfordert ein bisschen Erfahrung. Doch das nötige Fingerspitzengefühl stellt sich schon bald ein. Grundsätzlich gilt: Anfangs lieber zu wenig als zu viel verwenden, probieren und eventuell nachsüßen. Zu viel Stevia schmeckt nämlich irgendwann nicht mehr einfach nur sehr süß, sondern

GU-ERFOLGSTIPP

FRUCHTIGER BROTAUFSTRICH

Überraschen Sie Ihre Familie oder Ihre Freunde zum Sonntagsfrühstück mit einem schnellen, aromatischen Steviafruchtaufstrich. Dafür einfach Ihre Lieblingsfrüchte – zum Beispiel Erdbeeren, Aprikosen oder Zwetschgen – klein schneiden, mit etwas Geliermittel aus dem Bioladen ein paar Minuten köcheln und mit Steviapulver abschmecken. Diesen superfrischen Aufstrich sollten Sie in zwei bis drei Tagen aufessen. Aber so lange wird er wohl nicht halten ...

Umrechnungstabelle		
Zucker	Steviapulver*	Dosierlöffel
20 g	1 Msp.	2
60 g	½ gestr. TL	6
120 g	1 gestr. TL	12

* 300-fache Süßkraft

TIPP

Zum Süßen von Tee oder Kaffee reicht meist eine winzige Menge Stevia. Verwenden Sie einen Zahnstocher dafür oder dippen Sie einen angefeuchteten Teelöffel ins Pulver.

lakritzeartig und bitter. Nach einigen Versuchen können Sie Steviapulver mit einem Teelöffel oder einer Messerspitze ganz gut dosieren (siehe auch unsere Rezepte ab S. 87): 1 Msp. Steviapulver (300-fache Süßkraft) entspricht etwa 20 g Zucker, 1 gestrichener TL 120 g Zucker. Noch genauer funktioniert es mit einem Stevia-Dosierlöffel (siehe Tabelle), den Sie im Internethandel bekommen. Flüssige Steviakonzentrate haben meist einen Tropfenspender und sind so ziemlich exakt zu dosieren. Da ihr Anteil an Steviolglykosiden nicht so hoch ist wie in vielen Pulvern (meist nur um 20 Prozent), eignen sie sich in erster Linie für das Süßen von Getränken oder kleineren Portionen Desserts. Für Kuchen etwa wären umgerechnet etwa 100 bis 200 Tropfen nötig.

Die Süßkraft im Blick

Auf den Steviapackungen ist in der Regel angegeben, wie hoch die Süßkraft im Vergleich zu Zucker ist. Enthält ein Steviapulver beispielsweise mehr als 95 Prozent Steviolglykoside (Steviosid und Rebaudiosid A), so hat es etwa die 300-fache Süßkraft von Zucker. Liegt der Rebaudiosidanteil wesentlich höher – es gibt Produkte, die nur Rebaudiosid A enthalten –, so kann die Süßkraft auf das 450-fache steigen. Reine Rebaudiosid-Produkte sind geschmacklich neutraler, allerdings auch dreimal so teuer wie Mischungen. Hat Ihr Steviapulver also eine niedrigere oder gar eine höhere Süßkraft als im Beispiel oben angegeben, so können Sie die Dosierung prozentual herunterrechnen. Doch auch hier gilt: Anfangs lieber zu wenig als zu viel verwenden, probieren und nachsüßen.

Steviapulver

Verwendung: Es ist fast überall einsetzbar, jedoch nicht für Biskuits, Baisers und Krokant
Geschmack: leichtes Lakritzearoma

Steviatabletten (-Tabs)

Verwendung: Sie eignen sich zum Süßen von warmen Getränken, wie Kaffee, Tee und Kakao, aber auch von Speisen, die gekocht werden, wie Pudding und Kompott.
Geschmack: geringes Lakritzearoma

Stevia-Dulce

Verwendung: Den Extrakt (gekauft oder selbst gemacht, siehe linke Seite) können Sie überall dort anwenden, wo die Flüssigkeitsmenge keinen Einfluss auf die Konsistenz der Speise hat oder ausgeglichen werden kann, zum Beispiel in Getränken, Kompotten, Quarkspeisen, Milchreis, Grießbrei.
Geschmack: leichtes Lakritzearoma

flüssiges Steviakonzentrat

Verwendung: Es ist fast überall einsetzbar, jedoch nicht für Biskuits, Baisers und Krokant
Geschmack: leichtes Lakritzearoma

frische Steviablätter

Verwendung: Fein gehackt süßen die Blätter Obstsalate und verleihen Gemüsen sowie pikanten Salaten eine würzige Note. Wenn Sie die Blätter mit Teeblättern aufgießen, erhalten Sie einen süßen Tee. Oder Sie bereiten daraus einen Extrakt zu (siehe rechte Seite).
Geschmack: starkes Lakritzearoma

getrocknete Steviablätter

Verwendung: Sie erhalten einen süßen Tee oder Kaffee, wenn Sie beim Aufbrühen etwa ½ TL zerbröselte Steviablätter pro Tasse mit den Teeblättern oder dem Kaffeepulver in den Filter geben. Mit den zerbröselten Blättern können Sie zudem Obstsalate süßen, aber auch Gemüsen oder Salaten eine würzige Note verleihen.
Geschmack: Lakritzearoma

Stevia-Dulce selbst gemacht

Wenn Sie Steviapflanzen im Garten oder auf dem Balkon haben, lohnt es sich, einen Steviaextrakt (Stevia-Dulce) für die tägliche Verwendung herzustellen. Falls Sie keine eigene Süßstoffplantage haben oder wenn Ihre Vorräte erschöpft sind, können Sie einen Extrakt aus grünem Steviapulver herstellen. Seine Süßkraft schwankt je nach Konzentration der süßen Stoffe in den Pflanzenblättern. Das heißt: Dosieren Sie anfangs vorsichtig mit dem neuen Dulce, bis Sie ein Gefühl für seine Süßkraft gewonnen haben. Der grün gefärbte Extrakt hält sich im Kühlschrank etwa drei Monate. Falls er Ihnen nicht konzentriert genug ist, lassen Sie ihn zu einem sirupartigen Jarabe einkochen (siehe S. 69)

Extrakt aus Blättern

Für 200 ml Steviaextrakt benötigen Sie 6–10 g getrocknete oder 1 Tasse frischer Steviablätter und 200 ml Wasser.

> Sterilisieren Sie als Erstes eine geeignete Glasflasche, indem Sie sie ein paar Minuten in Wasser kochen. Dann abkühlen lassen, bis Sie sie herausnehmen können und abtropfen lassen.

> Das Wasser in einem Topf zum Kochen bringen, die Steviablätter dazugeben und etwa 5 Min. bei schwacher Hitze köcheln lassen.

> Den Aufguss weitere 30 Min. ziehen lassen.

> Den Steviaextrakt durch ein Sieb oder einen Kaffeefilter gießen, in die Flasche füllen und verschließen.

Extrakt aus grünem Steviapulver

Für 200 ml Steviaextrakt benötigen Sie 2 TL grünes Steviapulver und 200 ml Wasser.

> Sterilisieren Sie als Erstes eine geeignete Glasflasche, indem Sie sie ein paar Minuten in Wasser kochen. Dann abkühlen lassen, bis Sie sie herausnehmen können und abtropfen lassen.

> Das Steviapulver in einen Einwegteebeutel geben und mit einem Faden zubinden. Das Wasser in einem Topf zum Kochen bringen und das Pulver bei schwacher Hitze 5 Min. köcheln lassen.

> Dann den Aufguss weitere 30 Min. ziehen lassen.

> Den Steviaauszug in die Flasche füllen und verschließen.

TIPP

Im beigelegten GU-Folder können Sie Ihre persönlichen Erfahrungen mit Stevia dokumentieren. Besonders in der Anfangsphase ist es hilfreich, den Einsatz von unterschiedlichen Steviaprodukten festzuhalten. So stellen Sie rasch fest, welche Produkte in welchen Dosierungen Ihnen am besten zusagen.

Nicht nur für die Ernährung mit weniger Zucker kann man sich die süßen Stoffe der Steviablätter zunutze machen. Traditionell werden sie auch im kosmetischen Bereich zur Hautreinigung und -straffung eingesetzt – Anwendungen, die bis auf die Indianer Südamerikas zurückgehen sollen. Zudem sollen die Stevia-Inhaltsstoffe gegen Bakterien und Pilze wirken und die Wundheilung beschleunigen. Letzteren Eigenschaften ist es zu verdanken, warum Extrakte aus den Steviablättern auch gegen hartnäckige Hautunreinheiten eingesetzt werden.

Hautcreme für jeden Tag

Geben Sie Ihre Lieblingshautcreme in ein kleines, heiß ausgespültes Glas und mischen Sie einige Tropfen selbst gemachten Steviaextrakt (siehe S. 74) oder Steviasirup (Jarabe; siehe S. 69) darunter. Verwenden Sie diese Steviacreme morgens und/oder abends. Das Glas nach jeder Entnahme gut verschließen.

Gesichtsdampfbad gegen unreine Haut

Geben Sie in eine große Schüssel (möglichst aus Porzellan oder Steingut) 1 bis 2 EL getrocknete Steviablätter oder 1 Handvoll frische Steviablätter und übergießen Sie diese mit kochend heißem Wasser. Halten Sie dann, wie Sie es auch von Erkältungsdampfbädern kennen, den Kopf über den aufsteigenden Dampf. Legen Sie dabei ein Handtuch über Kopf und Schüssel – so kann der Dampf nicht entweichen. Lassen Sie den Steviadampf einige Minuten auf das Gesicht wirken. Anschließend die Haut mit einem weichen Handtuch trocken tupfen.

Gesichtsmasken gegen unreine Haut

Gesichtsmasken bringen die Haut wieder ins Gleichgewicht. Besonders bei unreiner Haut empfiehlt sich die regelmäßige Anwendung, damit keine Entzündungen entstehen können.

Gesichtsmaske gegen unreine Haut mit Mandelkleie

Mischen Sie 1 TL sehr fein geschnittene frische oder zerriebene getrocknete Steviablätter mit 1 TL Mandelkleie und etwa 2 TL Wasser zu einer streichfähigen Paste. Tragen Sie diese Paste auf die gereinigte Haut auf, wobei Sie die Augenpartie aussparen, und lassen Sie sie 20 bis 30 Min. einwirken. Anschließend die Maske mit Kosmetiktüchern entfernen. Das Gesicht mit lauwarmem Wasser reinigen und mit einem weichen Handtuch trocken tupfen.

Gesichtsmaske gegen unreine Haut mit Heilerde

Mischen Sie 2–3 EL Heilerde (erhältlich in Apotheken, Bioläden oder Drogeriemärkten) und etwa 10 Tropfen Steviaextrakt (gekauft oder selbst gemacht, siehe S. 74) oder 1–2 TL grünes Steviapulver mit lauwarmem abgekochtem Wasser zu einer streichfähigen Paste. Tragen Sie diese Paste auf die gereinigte Haut auf, wobei Sie die Augenpartie aussparen, und lassen Sie sie 20 bis 30 Min. einwirken. Anschließend die Maske mit Kosmetiktüchern entfernen. Das Gesicht mit lauwarmem Wasser reinigen und mit einem weichen Handtuch trocken tupfen.

Gesichtsmaske gegen unreine Haut mit Quark und Heilerde

Mischen Sie 2–3 EL Magerquark mit 2–3 EL Ananas- oder Papayasaft (vorzugsweise frisch gepresst), 2 EL Heilerde (erhältlich in Apotheken, Bioläden oder Drogeriemärkten) und 10 Tropfen Steviaextrakt (gekauft oder selbst gemacht, siehe S. 74) zu einer streichfähigen Paste. Tragen Sie diese Paste auf die gereinigte Haut auf, wobei Sie die Augenpartie aussparen, und lassen Sie sie 20 bis 30 Min. einwirken. Anschließend die Maske mit Kosmetiktüchern entfernen. Das Gesicht mit lauwarmem Wasser waschen und mit einem weichen Handtuch trocken tupfen.

Gesichtsmaske gegen fettige Haut

Mischen Sie 2–3 EL Magerquark mit 1–2 TL grünem Steviapulver oder etwa 10 Tropfen Steviaextrakt (gekauft oder selbst gemacht, siehe S. 74) und etwas frisch gepresstem Gurkensaft zu einer streichfähigen Paste. Tragen Sie diese Paste auf die gereinigte Haut auf, wobei Sie die Augenpartie aussparen, und lassen Sie sie 20 bis 30 Minuten einwirken. Anschließend die Maske mit Kosmetiktüchern entfernen. Das Gesicht mit lauwarmem Wasser waschen mit einem weichen Handtuch trocken tupfen.

Gesichtsmaske gegen trockene Haut

Mischen Sie 2–3 EL Sahnequark mit 1 Eigelb, 1 TL kalt gepresstem Olivenöl und etwa 10 Tropfen Steviaextrakt (gekauft oder selbst gemacht, siehe S. 74) oder 1–2 TL grünem Steviapulver zu einer streichfähigen Paste. Tragen Sie diese Mischung auf die gereinigte Haut auf, wobei Sie die Augenpartie aussparen, und lassen Sie sie 20 bis 30 Min. einwirken. Anschließend die Maske mit Kosmetiktüchern entfernen. Das Gesicht mit lauwarmem Wasser waschen und mit einem weichen Handtuch trocken tupfen.

Gesichtsmaske gegen Falten

Mischen Sie 2 EL Sahnequark mit 1–2 EL Ananas- oder Papayasaft (vorzugsweise frisch gepresst), 1–2 TL Steviaextrakt (gekauft oder selbst gemacht, siehe S. 74) oder grünem Steviapulver zu einer streichfähigen Paste. Tragen Sie diese Paste auf die gereinigte Haut auf, wobei Sie die Augenpartie aussparen, und lassen Sie sie 20 bis 30 Min. einwirken. Dann die Maske mit Kosmetiktüchern entfernen. Das Gesicht mit lauwarmem Wasser waschen und mit einem weichen Handtuch trocken tupfen.

Gesichtswasser gegen Falten

Geben Sie ein paar Tropfen selbst gemachten Steviaextrakt (siehe S. 74) auf einen Wattebausch und tupfen Sie damit das gereinigte Gesicht ab.

TIPP: Für diese schnelle Methode zur Erfrischung und Straffung der Haut können Sie natürlich auch ein gekauftes Steviakonzentrat nehmen. Achten Sie jedoch darauf, ob es auf Wasser- oder Alkoholbasis hergestellt ist. Für trockene Haut empfiehlt sich ein Extrakt auf Wasserbasis, (Alkohol entfettet), für fettige Haut kann er auch Alkohol enthalten.

Gesichtswasser gegen Altersflecken und Sommersprossen

Geben Sie ein paar Tropfen Steviaextrakt (gekauft oder selbst gemacht, siehe S. 74) auf einen Wattebausch und betupfen Sie die Haut damit täglich morgens und abends.

Kompressen gegen müde Augen und Augenfältchen

Geben Sie in zwei Einwegteebeutel jeweils ½ TL Schwarze Teeblätter und ½ TL zerkleinerte getrocknete Steviablätter. Legen Sie die Teebeutel 3 Min. in heißes Wasser. Herausnehmen, kurz abtropfen und abkühlen lassen. Auf jedes (geschlossene) Auge einen angefeuchteten Steviateebeutel legen und 5 bis 10 Min. einwirken lassen. Falls Sie keinen Schwarzen Tee zur Hand haben, können Sie die Einwegbeutel auch nur mit Steviablättern füllen.

Badezusatz für zarte Haut

Geben Sie 1 Handvoll frische oder 2 EL getrocknete Steviablätter in 1 l Wasser und lassen Sie den Sud 3 Min. kochen. Gießen Sie den Aufguss durch ein Sieb und geben ihn anschließend in das heiße Badewasser. Alternativ können Sie auch 200 ml selbst gemachten Steviaextrakt (siehe S. 74) unter das Badewasser mischen.

Zahnpulver

Mischen Sie 2–3 EL Mandelkleie, 1–2 EL Weinsteinpulver (oder Backpulver), 1 TL Propolis-Pulver (erhältlich in Reformhäusern, Bioläden und Apotheken), 1 TL Stevia-Instant und einige Tropfen Pfefferminzöl (die Menge richtet sich nach Ihrem persönlichen Geschmack) in einem Schraubglas zu einem lockeren Zahnpulver. Wenn Sie zusätzlich etwas Glyzerin (aus der Apotheke) dazugeben, erhalten Sie eine weiche Zahnpasta.

Mundwasser gegen Entzündungen und Parodontose

Geben Sie 2–3 frische, klein gehackte oder getrocknete Steviablätter in ½ l kochendes Wasser und lassen es 3 Min. lang kochen. Dieses Mundwasser durch ein Sieb gießen und abkühlen lassen, im Kühlschrank aufbewahren und nach Bedarf verwenden.

TIPP 1: Alternativ können Sie etwas Steviapulver mit abgekochtem Wasser verrühren. Diese Lösung ebenfalls im Kühlschrank aufbewahren und nach Bedarf verwenden.

TIPP 2: Die einfachste Methode: ein paar Tropfen Steviaextrakt (gekauft oder selbst gemacht, siehe S. 74) ins Zahnputzwasser geben.

Pflege-Shampoo

Geben Sie etwa 10 Tropfen Steviaextrakt (gekauft oder selbst gemacht, siehe S. 74) oder 1 TL Steviapulver in Ihr Haarshampoo und mischen Sie alles gut miteinander (dafür eignet sich je nach Öffnung der Shampooflasche ein Löffelstiel oder ein langes Holzstäbchen). Waschen Sie damit Ihre Haare wie gewohnt und lassen Sie das Shampoo 1 bis 2 Min. einwirken.

Anti-Schuppen-Tinktur

Geben Sie etwas Steviaextrakt (gekauft oder selbst gemacht, siehe S. 74) auf einen Wattebausch und tragen Sie den Extrakt vor dem Waschen auf die Kopfhaut auf und lassen ihn ein paar Minuten einwirken.

Haarkur gegen trockenes und strapaziertes Haar

Mischen Sie 2 TL grünes Steviapulver oder 2 EL Steviaextrakt (gekauft oder selbst gemacht, siehe S. 74) mit 2 EL Olivenöl und 2 Eigelb zu einer Paste. Tragen Sie diese Kur auf das trockene Haar auf und lassen Sie sie etwa 1 Std. einwirken. Anschließend die Haare wie gewohnt waschen – am besten mit dem Stevia-Pflege-Shampoo (siehe oben).

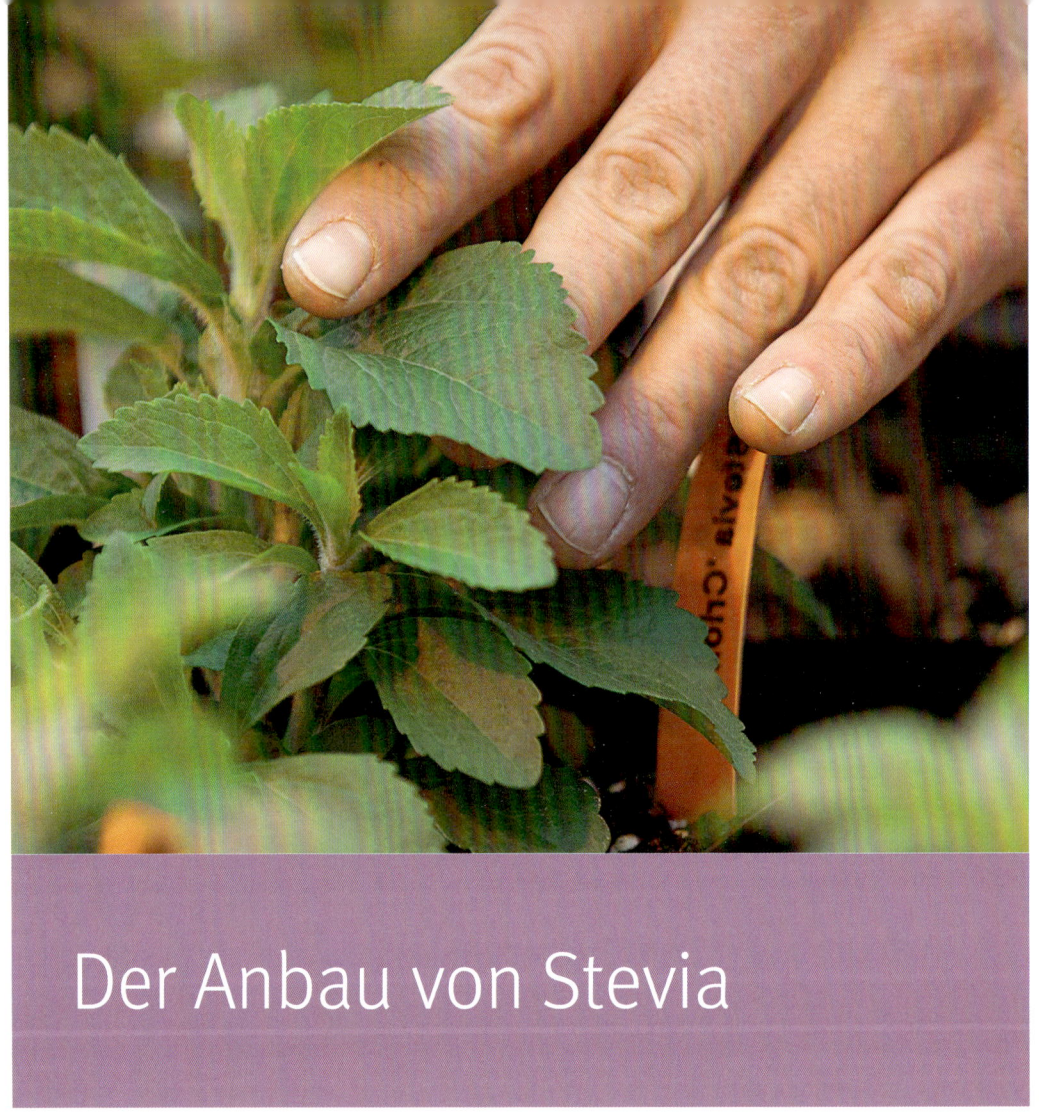

Der Anbau von Stevia

Steviapflanzen bekommen Sie in vielen Gärtnereien, Gartencentern, auf Wochenmärkten und natürlich über den Versandhandel. Gelegentlich haben Sie sogar die Wahl unter verschiedenen Sorten. Testen Sie aus, welche bei Ihnen gut gedeihen und Ihnen geschmacklich am besten zusagen. Wenn Sie die Pflanzen regelmäßig gießen und zurückschneiden, ist es nicht schwer, Stevia im Garten oder im Topf zu ziehen – und schon bald können Sie sich über eine üppige Süßmittelernte freuen.

So gedeiht Stevia optimal

Bei guter Pflege können Sie Ihre Steviapflanzen bis zu sieben Jahre lang nutzen. Die südamerikanischen Süßblätter sind ziemlich robust, sofern man sie regelmäßig gießt und vor Frost schützt. Pflanzen Sie Stevia im Frühjahr deshalb erst, wenn kein Nachtfrost mehr zu erwarten ist.

Stevia bevorzugt warme, aber nicht zu heiße, frostfreie Standorte. Ideal sind Tagestemperaturen von über 18 °C. Stevia wächst in ihrem Ursprungsgebiet, dem Amambay-Hochland, auf lockeren, sand-lehmhaltigen Böden mit wenig Humus. Nach unseren mitteleuropäischen Maßstäben könnte man sie schon fast als unfruchtbar bezeichnen. Nichtsdestotrotz gedeiht Stevia bei uns am besten auf humus- und nährstoffreichen Böden. Landwirtschaftliche Versuche zeigen, dass Stevia auch sehr gut in mediterranen Regionen mit langen und warmen Sommern wächst.

Wichtig für das Gedeihen der krautigen Pflanze ist eine gute Bodenfeuchtigkeit. Für einen optimalen Ertrag sollten Sie die Pflanzen deshalb regelmäßig gießen.

Da Stevia nicht winterhart ist, sollten Sie die Pflanzen entweder an einem kühlen Platz überwintern (siehe S. 83) oder, wenn Sie diese Möglichkeit nicht haben, im nächsten Frühjahr neu aussäen (siehe S. 85) beziehungsweise wieder junge Pflanzen besorgen.

Freiland oder Balkon?

Junge Steviapflanzen, die Sie in der Gärtnerei oder auf dem Markt gekauft haben, setzen Sie entweder im Garten ins Beet oder in einen Kübel auf die Terrasse oder den Balkon. Wenn Sie weder Garten noch Balkon besitzen, können Sie Stevia unter Umständen sogar im Topf auf der Fensterbank kultivieren. Voraussetzung ist ein sonniger Fensterplatz. Wenn es ihr dort gefällt, wächst sie kompakt und ihre Blätter sind dunkelgrün. Entwickelt sie dagegen lange Triebe mit wenig Blättern, hat sie zu wenig Sonne.

Vor der Pflanzung sollten Sie die Erde im Gartenbeet mit etwas Kompost anreichern, damit die Süßstoffproduzenten reichlich Nährstoffe zur Verfügung haben. Kompost ist zudem bei sehr leichten, sandigen Böden zur Strukturverbesserung sinnvoll. In

TIPP

Geben Sie Ihren Steviapflanzen einen Platz an der Sonne. Je mehr Sonne sie bekommen, desto mehr Süßstoffe werden in ihren Blättern gebildet.

lehmige Gartenerde arbeiten Sie ein paar Eimer Sand ein, damit sich bei Regen keine Staunässe bildet. Stevia mag zwar regelmäßig gegossen werden, aber nicht über längere Zeit im Wasser stehen. Wenn Sie die Pflanzen überwintern möchten, ist die Entscheidung für den Anbau im Topf oder Kübel in jedem Fall sinnvoll. Zudem gedeihen sie darin auch sehr gut. Verwenden Sie für die Pflanzung handelsübliche Blumenerde. Sie ist schon vorgedüngt und liefert in den ersten vier bis sechs Wochen ausreichend Nährstoffe. Ab dem Sommer sollten Sie allerdings regelmäßig düngen, damit es dem süßen Kraut an nichts mangelt.

Blüten und Rückschnitt

Haben Ihre neu erworbenen Jungpflanzen bereits einen Blütenansatz, sollten Sie diesen gleich abknipsen, damit sie sich gut entwickeln und reichlich Blätter bilden, statt ihre Kraft in die Samenbildung zu stecken. Stevia sind Kurztagspflanzen, das heißt, sie blühen, wenn die Tage kürzer werden, also im Spätsommer oder Herbst. Allerdings sollten Sie wissen, dass der Süßstoffgehalt der Blätter nach der Blüte geringer ist. Wenn es Ihnen also um eine reiche Ernte geht, entfernen Sie die Blütenansätze rechtzeitig.

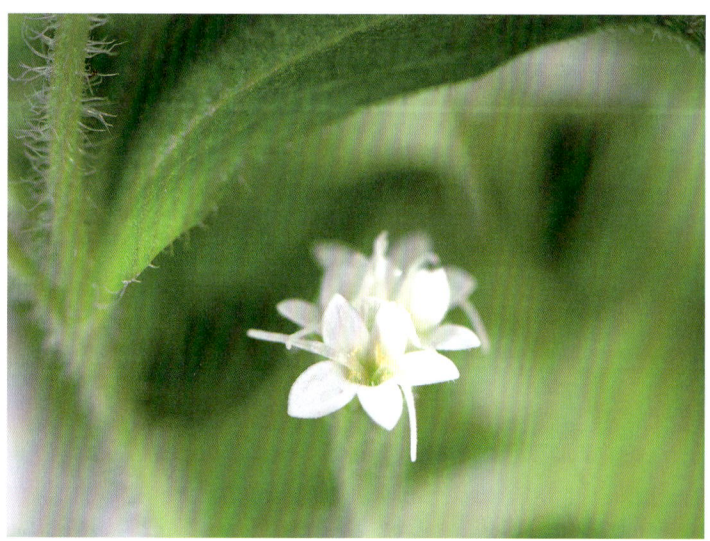

Zart und weiß blüht Stevia, aber erst, wenn die Tage kürzer werden. Sie gehört deshalb zu den sogenannten Kurztagspflanzen.

Damit Ihre Pflanzen schön dicht werden, sollten Sie lange Triebe bis auf zwei oder drei Blattansätze (Augen) zurückschneiden. Sie treiben dann aus diesen Ansätzen neu aus und werden buschig. Das hat auch den Vorteil, dass Ihre Süßmittellieferanten bei Wind und starkem Regen nicht so leicht umknicken. Sicherheitshalber sollten Sie höheren Steviapflanzen an windausgesetzten Standorten trotzdem einen Stützstab zur Verfügung stellen.

Von den abgeschnittenen Trieben streifen Sie die Blätter ab und verwenden sie entweder frisch zum Süßen Ihres Tees oder für einen Süßstoffextrakt (siehe S. 74). Zudem können Sie aus den Trieben neue Pflanzen ziehen (siehe S. 84).

Die Winterruhe

Für die Winterruhe benötigt Stevia einen frostfreien, kühlen Ort mit mindestens 2 °C Temperatur. Licht ist nicht nötig, das heißt, Sie können die Pflanze in den Keller stellen. Alle oberirdischen Teile sterben in der Ruhephase ab, nur die Wurzeln überwintern. Die trockenen Zweige können Sie, wenn Sie wollen, bis auf 5 cm abschneiden, dann braucht die Pflanze weniger Platz.

Achten Sie darauf, dass der Wurzelstock auch im Winterlager nicht austrocknet. Allerdings darf er auf keinen Fall völlig durchnässt werden, es besteht sonst die Gefahr, dass die Wurzeln faulen. Ab März können Sie die Pflanze an einen hellen, sonnigen Platz stellen, damit sie wieder austreiben kann.

Man kann die Winterruhe theoretisch auch übergehen und die Pflanze an einem hellen, warmen Ort weiterwachsen lassen. Allerdings wird sie dadurch geschwächt und sehr anfällig gegen Krankheiten und Schädlinge.

Die Ernte

Ernten Sie den ganzen Sommer über nach Bedarf, indem Sie lange Triebe abschneiden. Das regt die Pflanzen an, sich zu verzweigen und üppig zu wachsen. Sie können Ihre Süßstofflieferanten aber auch komplett etwa 5 cm über dem Boden abschneiden und alle Blätter auf einmal ernten. Sofern das nicht zu spät im Jahr passiert, treiben sie noch ein zweites Mal aus und bilden reichlich süße

GU-ERFOLGSTIPP
BLATTLÄUSE

Gelegentlich werden Steviapflanzen von Blattläusen befallen. Unterstützen Sie ihre Abwehr, indem Sie sie mit einem Sud aus Tabak und etwas Neutralseife besprühen. Warten Sie nach der Behandlung zwei Wochen mit der Ernte, dann sind die Inhaltsstoffe der Mischung wieder abgebaut.

Blätter. Sie werden dann zwar nicht mehr ganz so groß, doch im Herbst können Sie sie ein zweites Mal bis unten abschneiden und die Blätter als süßen Wintervorrat abstreifen.

Je älter die Steviablätter sind, desto mehr Süßstoffe haben sie angereichert. Das heißt, die älteren unteren Blätter der Pflanze enthalten mehr Süßstoffe als jüngere, weiter oben sitzende Blätter. Und wie schon erwähnt, nimmt die Konzentration der süßen Stoffe ab, wenn die Pflanze blüht. Von einer etwa 1 m hohen Pflanze erhalten Sie 15 bis 35 g getrocknete Blätter pro Ernte.

Die Blätter trocknen

Zupfen Sie die Blätter von den Stängeln, breiten Sie sie auf einer Zeitung aus und lassen Sie sie an einem sonnigen Ort trocknen. Im Herbst, wenn die Sonne nicht mehr genügend Kraft hat, können Sie die Blätter auch über der Heizung trocknen. Oder Sie verteilen sie locker auf einem Backblech und trocknen sie im Backofen bei etwa 50° Umluft (oder 60° Ober-/Unterhitze). Getrocknete Steviablätter können Sie in einem Schraubglas mehrere Jahre aufbewahren, ohne dass sie an Süßkraft verlieren.

Vermehrung durch Stecklinge

Stecklinge sind abgeschnittene Triebe, die man zur Anzucht neuer Pflanzen verwendet. Sie sollten weiche Stängel haben, also noch nicht verholzt sein, damit sie leichter Wurzeln bilden können. Am einfachsten geht die Anzucht mit Triebspitzen, sogenannten Kopfstecklingen, von 10 bis 15 cm Länge. Außer der Triebspitze sollte noch ein weiteres Blattpaar am Stängel stehen. Knipsen Sie die unteren Blätter ab, sodass nur noch die Blätter der Spitze übrig sind. Füllen Sie kleine Blumentöpfe mit Erde, setzen Sie die Stecklinge hinein und feuchten Sie die Erde gut an.

Stecklinge mögen es feuchtwarm

Am erfolgreichsten wurzeln Stecklinge, wenn sie es warm und feucht haben. Deshalb empfiehlt es sich – sofern Sie kein (Zimmer-)Gewächshaus besitzen –, über die Töpfe jeweils einen durchsichtigen Gefrierbeutel zu stülpen. Nach etwa zwei bis drei Wochen haben sich die ersten feinen Wurzeln gebildet. Sie sehen das daran, dass aus der Triebspitze ein paar neue Blätter wachsen. Jetzt benötigen die Pflanzen keinen Schutz mehr, ihr Wachstum schreitet zügig voran. Nach ein paar Wochen werden Sie beobachten können, dass die ersten Wurzeln schon aus dem Abzugsloch am Boden ragen. Dann ist es Zeit, dass Sie die neuen Jungpflanzen ins Beet oder in einen größeren Topf setzen.

TIPP

Junge Pflanzen, die Sie im Sommer aus Stecklingen gezogen haben, eignen sich zum Überwintern am besten.

Anzucht aus Samen

Sie können Steviapflanzen auch selbst aus Samen ziehen. Da Stevia ein Lichtkeimer ist, werden die Samen mit etwas Abstand auf feuchte Erde gestreut und lediglich leicht angedrückt. Stellen Sie den Topf oder die Anzuchtschale an einen warmen, hellen Platz, denn zum Keimen benötigen die Samen eine Temperatur von mindestens 22 °C. Lassen Sie die Erde und die Samen nicht austrocknen, sondern besprühen Sie sie immer wieder mit Wasser. Zusätzlich können Sie einen Bogen Frischhaltefolie auf die Oberfläche legen, das schützt vor Verdunstung. Etwa zehn Tage nach der Aussaat sind die ersten Keimblätter zu sehen.

GU-ERFOLGSTIPP

SAMEN MIT KEIMGARANTIE

Häufig wird von Misserfolgen bei der Aussaat berichtet – entweder haben die Samen überhaupt nicht gekeimt oder nur zwei bis drei Pflänzchen hervorgebracht. Das kann daran liegen, dass die Keimtemperatur nicht ausreichend war. Doch der häufigste Grund ist der, dass die Samen nicht ganz ausgereift waren. Ernten Sie sie deshalb im Herbst so spät wie möglich und bewahren Sie sie in einem dunklen Gefäß bis zum nächsten Frühjahr auf. Wenn Sie auf Nummer sicher gehen wollen, können Sie natürlich auch hochwertige Samen von seriösen Anbietern kaufen. Hier wird für das Saatgut nicht selten eine Keimerwartung von 80 bis 90 Prozent in Aussicht gestellt.

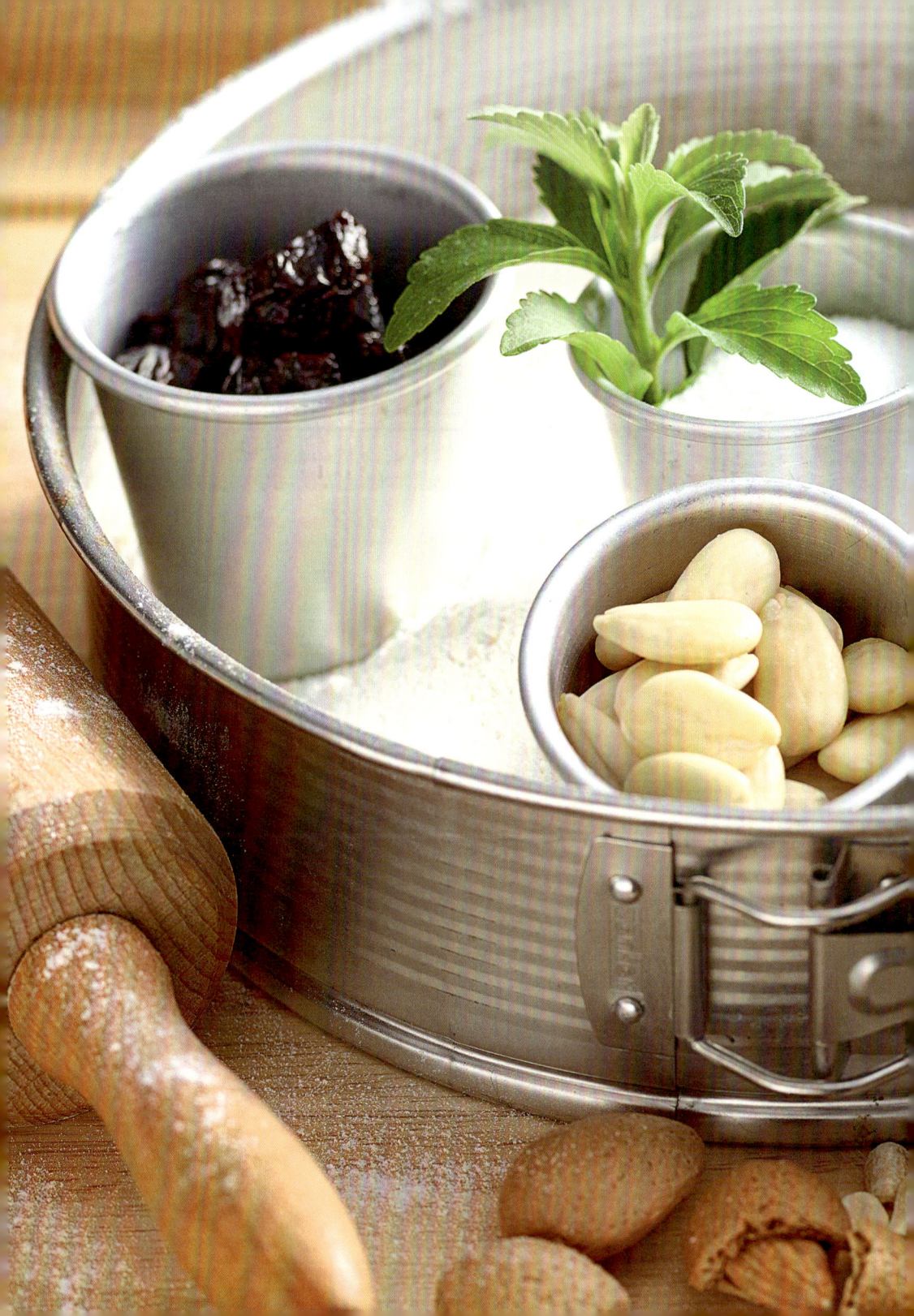

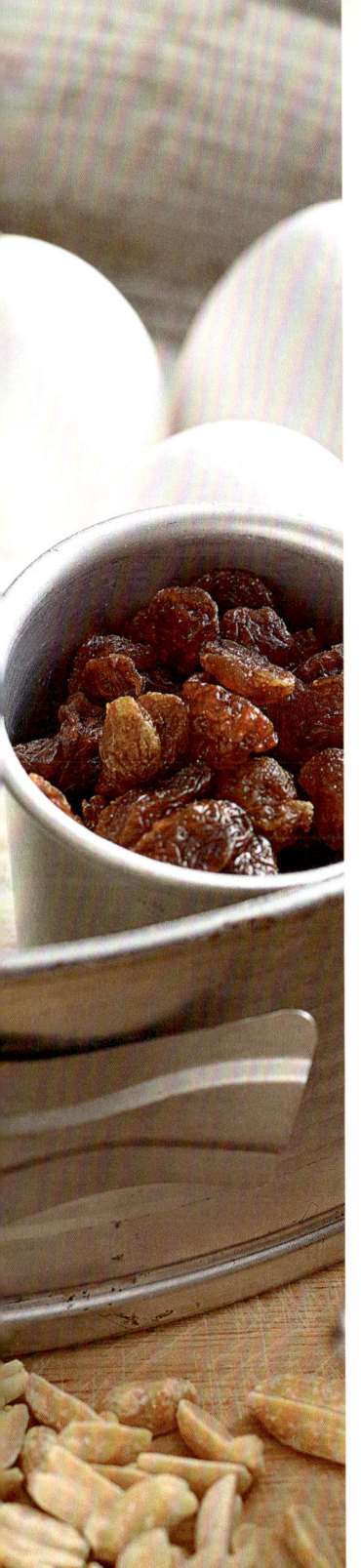

REZEPTE MIT STEVIA

Genießen Sie die kalorienfreie Möglichkeit zum Süßen: Probieren Sie nach Herzenslust Kuchen, Pudding und Co. und staunen Sie, wie vielfältig der neue Süßstoff eingesetzt werden kann.

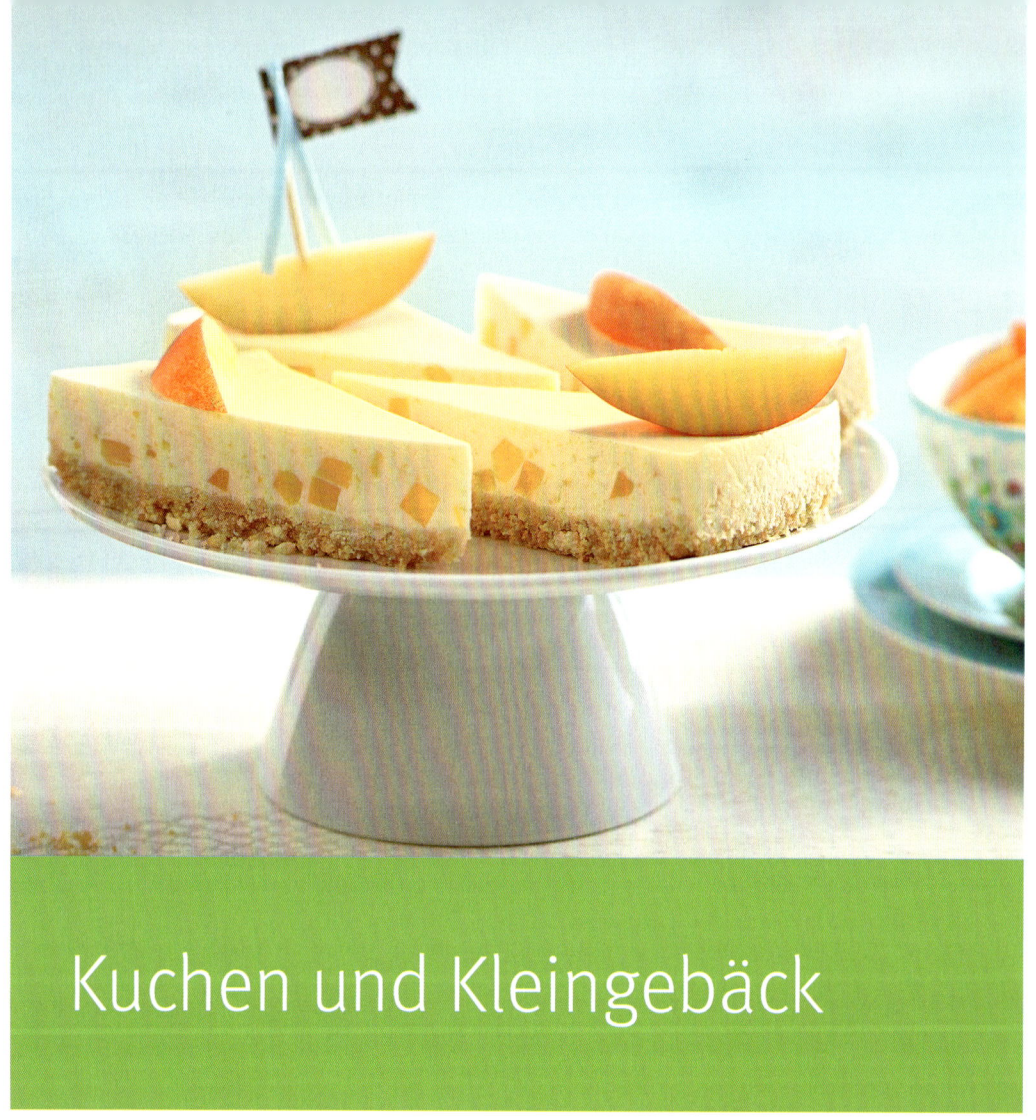

Kuchen und Kleingebäck

WICHTIG
Für alle Rezepte in diesem Buch haben wir Stevia-pulver mit 300-facher Süßkraft (im Vergleich zu Zucker) verwendet.

Uns Liebhaber von Kuchen und Co. plagt beim Gedanken an den hohen Zuckergehalt von Gebäck immer wieder mal das schlechte Gewissen. Doch dank Stevia können wir jetzt ganz unbeschwert schlemmen. Zwar lassen sich nicht alle Teigarten mit Stevia zube-reiten – Biskuit und Baiser funktionieren beispielsweise nicht –, doch aus Mürbteig, Quark-Öl-Teig, Rührteig und Brandteig kann man eine unglaubliche Vielfalt an Kuchen, Teilchen und Keksen zaubern. Probieren Sie es aus.

Pfirsichtorte mit Knusperboden

Für 12 Stücke *Für den Boden:* 150 g Zwieback | 75 g Butter |
1 Msp. Steviapulver | *Für die Quarkmasse:* 250 g Sahnequark |
250 g Naturjoghurt | 1 gestr. TL Steviapulver | 4 Pfirsiche |
10 Blatt weiße Gelatine

1 Für den Boden den Zwieback in einen Gefrierbeutel geben, mit einem Nudelholz zu Bröseln zerdrücken und in eine Schüssel geben.

2 Die Butter in einem kleinen Topf bei schwacher Hitze schmelzen lassen. Die lauwarme Butter und das Steviapulver mit den Zwiebackbröseln mischen.

3 Den Boden einer Springform (26 cm Ø) mit Backpapier auslegen. Die Zwiebackmasse in die Form geben, gleichmäßig verteilen und mit den Fingern fest auf den Boden drücken, sodass ein geschlossener Tortenboden entsteht.

4 Für die Quarkmasse den Quark, den Joghurt und das Steviapulver in einer Rührschüssel mit dem Schneebesen glatt rühren.

5 Die Pfirsiche ein paar Sekunden in kochendes Wasser tauchen, kalt abschrecken und häuten. Die Früchte halbieren und die Kerne entfernen. Zwei Pfirsichhälften in kleine Würfel schneiden und beiseitestellen. Die restlichen Pfirsiche in einen hohen Becher geben und mit dem Stabmixer pürieren. Das Pfirsichpüree unter die Quarkmasse heben.

6 Die Gelatine in einen kleinen Topf geben, mit kaltem Wasser bedecken und etwa 5 Min. einweichen. Dann das Wasser abgießen und die Gelatine bei schwacher Hitze unter Rühren schmelzen lassen (die Gelatine darf nicht kochen).

7 Den Topf vom Herd nehmen und 2 EL Quarkmasse mit der Gelatine verrühren. Die Gelatine-Quark-Mischung unter ständigem Rühren nach und nach zur restlichen Quarkmasse geben. Die Pfirsichstückchen unterrühren und die Mischung auf dem Tortenboden verteilen. Die Oberfläche glatt streichen und die Torte mindestens 1 Std. im Kühlschrank fest werden lassen.

8 Mit einem angefeuchteten Messer zwischen Springformrand und Quarkmasse entlangfahren und so die Torte vom Springformrand lösen. Den Rand entfernen, die Pfirsichtorte auf eine Kuchenplatte heben und mit einem angefeuchteten Messer in Stücke schneiden.

AUF EINEN BLICK

Alle fruktosearmen Rezepte oder deren fruktosearmen Variationen in diesem Buch (siehe auch S. 43) sind mit einem grünen Button gekennzeichnet:

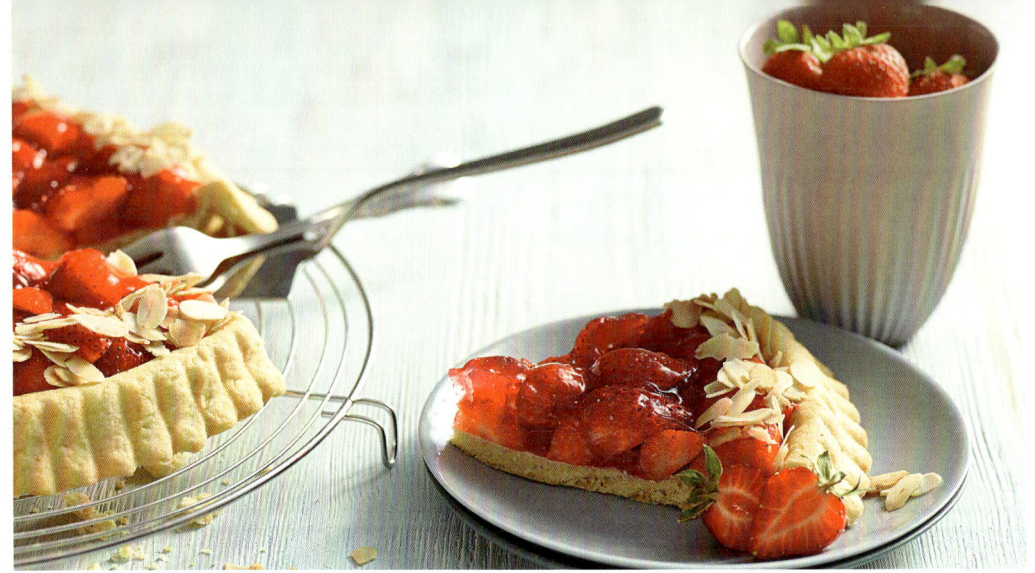

Erdbeerkuchen

Für 12 Stücke *Für den Teig:* 200 g Mehl + etwas Mehl für die Arbeitsfläche | 1 TL Backpulver | 1 gestr. TL Steviapulver | 100 g weiche Butter + etwas Butter für die Form | 2 Eier (M) | *Für den Belag:* 700 g Erdbeeren | 1 Päckchen roter Tortenguss | 2 Msp. Steviapulver | 50 g Mandelblättchen

1 Für den Teig das Mehl mit dem Backpulver, dem Steviapulver, der Butter und den Eiern in einer Rührschüssel mit den Knethaken des Handrührgeräts zu einem Mürbteig verkneten.

2 Den Backofen auf 200° (175° Umluft) vorheizen. Eine Obstkuchenform (26 cm Ø) mit Butter einfetten. Den Teig auf der bemehlten Arbeitsfläche etwas größer als die Form ausrollen, in die Form legen und den Rand andrücken. Den Boden mit einer Gabel mehrmals einstechen, damit sich beim Backen keine Blasen bilden. Den Boden im Ofen (Mitte) 15 bis 20 Min. backen.

TIPP
Diesen knusprigen Mürbteigboden können Sie natürlich auch mit anderen Beeren belegen. Probieren Sie mal Himbeeren, Heidelbeeren oder Brombeeren.

3 Den Tortenboden aus der Form lösen und auf einem Kuchengitter abkühlen lassen.

4 Für den Belag die Erdbeeren waschen, trocken tupfen und putzen, größere Exemplare halbieren. Die Beeren auf dem Boden verteilen.

5 Den Tortenguss nach Packungsanweisung zubereiten, dabei statt Zucker das Steviapulver verwenden. Den heißen Tortenguss gleichmäßig auf den Erdbeeren verteilen. Den Rand des Bodens mit Mandelblättchen bestreuen.

Joghurttorte mit Orangenspiegel

Für 12 Stücke *Für den Teig:* 100 g Mehl + etwas Mehl für die Arbeitsfläche | ½ TL Backpulver | ½ gestr. TL Steviapulver | 40 g weiche Butter + etwas Butter für die Form | 1 Ei (M) | *Für die Joghurtcreme:* 500 g Naturjoghurt | 1 gestr. TL Steviapulver | 1 EL Zitronensaft | 7 Blatt weiße Gelatine | 200 g Sahne | *Für den Orangenspiegel:* 1 Orange | 2 Blatt weiße Gelatine | 150 ml Orangensaft | 1 Msp. Steviapulver

TIPP

Wenn Sie auf den Orangenspiegel verzichten, ist die Joghurttorte fruktosearm. Als Deko können Sie gehackte Pistazien auf die Torte streuen.

1 Für den Teig das Mehl mit Backpulver und Steviapulver auf der Arbeitsfläche mischen, Butter und Ei dazugeben und alles zu einem Mürbteig verkneten. Backofen auf 200° (180° Umluft) vorheizen.

2 Den Teig auf der bemehlten Arbeitsfläche ausrollen, den Boden einer eingefetteten Springform (26 cm Ø) damit auslegen und im Ofen (Mitte) etwa 13 Min. backen. Herausnehmen und abkühlen lassen.

3 Für die Joghurtcreme den Joghurt mit Steviapulver und Zitronensaft glatt rühren. Die Gelatine in einem kleinen Topf in kaltem Wasser 5 Min. einweichen. Dann das Wasser abgießen und die Gelatine bei schwacher Hitze unter Rühren schmelzen lassen (die Gelatine darf nicht kochen). Den Topf vom Herd nehmen und 3 EL Zitronenjoghurt mit der Gelatine verrühren. Die Mischung unter den restlichen Joghurt rühren und in den Kühlschrank stellen. Sobald die Joghurtmasse einzudicken beginnt, die Sahne steif schlagen und unterheben. Die Joghurt-Sahne auf dem Boden in der Form verteilen.

4 Die Orange mit einem Messer so dick schälen, dass die weiße Haut mit entfernt wird. Dann in dünne Scheiben schneiden und auf die Torte legen.

5 In einem kleinen Topf die Gelatine in kaltem Wasser 5 Min. einweichen. Das Wasser abgießen und die Gelatine bei schwacher Hitze unter Rühren schmelzen lassen. Den Orangensaft unterrühren und die Mischung auf der Torte verteilen. Die Torte im Kühlschrank 2 Std. fest werden lassen. Mit einem angefeuchteten Messer zwischen Torte und Springform entlangschneiden und den Rand entfernen. Die Torte auf eine Kuchenplatte heben.

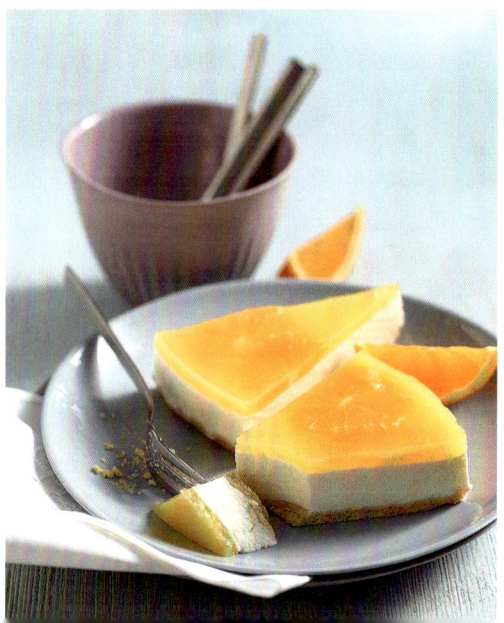

TIPP

Wer auf Fruktose ver-
zichten möchte, bereitet
den Käsekuchen ohne
Heidelbeeren zu.

Käsekuchen mit Heidelbeeren

Für 12 Stücke *Für den Teig:* 200 g Mehl + etwas Mehl für die Arbeitsfläche | 1 gestr. TL Backpulver | 3 Msp. Steviapulver | 75 g weiche Butter + etwas Butter für die Form | 2 Eier (M) | *Für die Quarkmasse:* 750 g Magerquark | 1 ½ gestr. TL Stevia-pulver | 1 Päck. Käsekuchenhilfe | 4 Eier (M) | 200 g Sahne | 100 g Heidelbeeren

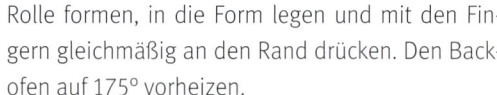

1 Für den Teig das Mehl, das Backpulver, das Steviapulver, die Butter und die Eier in einer Rührschüssel mit den Knethaken des Handrühr-geräts zu einem Mürbteig verkneten.

2 Den Boden und die Ränder einer Springform (26 cm Ø) mit Butter einfetten. Zwei Drittel des Mürbteigs auf der bemehlten Arbeitsfläche ausrollen und in die Springform legen. Den restlichen Teig zu einer

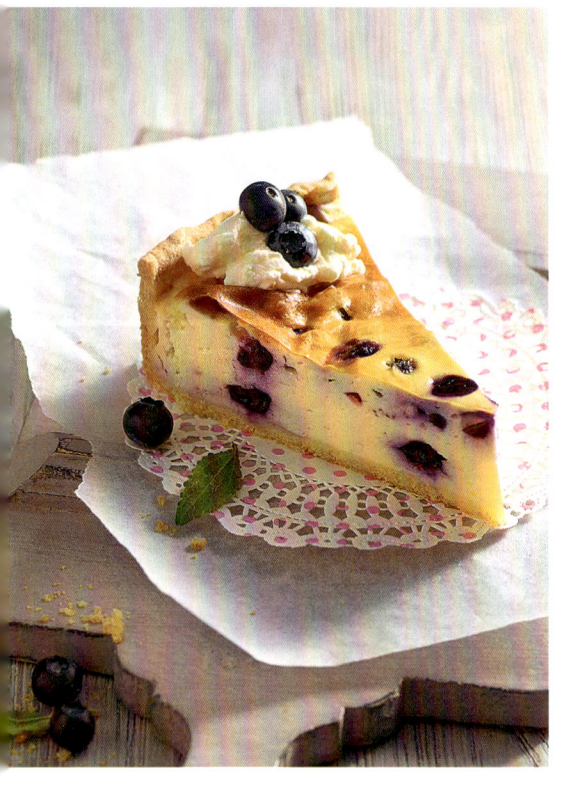

Rolle formen, in die Form legen und mit den Fin-gern gleichmäßig an den Rand drücken. Den Back-ofen auf 175° vorheizen.

3 Für die Quarkmasse den Quark mit dem Stevia-pulver und der Käsekuchenhilfe in einer Schüssel verrühren. Die Eier trennen. Die Eiweiße mit den Quirlen des Handrührgeräts steif schlagen. Die Ei-gelbe unter die Quarkmasse rühren.

4 Die Sahne mit den Quirlen des Handrührgeräts steif schlagen und unter die Quarkmasse heben. Den Eischnee ebenfalls unterheben.

5 Die Heidelbeeren waschen, verlesen, trocken tupfen und unter die Quarkmasse heben. Die Mi-schung auf dem Teig verteilen. Den Käsekuchen im Ofen (Mitte, Umluft 160°) 70 Min. backen. Falls der Kuchen vorher schon gebräunt ist, einen Bogen Alufolie auf die Form legen, damit er nicht zu dunkel wird.

6 Den Käsekuchen aus dem Ofen nehmen und in der Form abkühlen lassen. Dann auf eine Kuchen-platte geben und in Stücke schneiden. Nach Belie-ben mit Schlagsahne servieren.

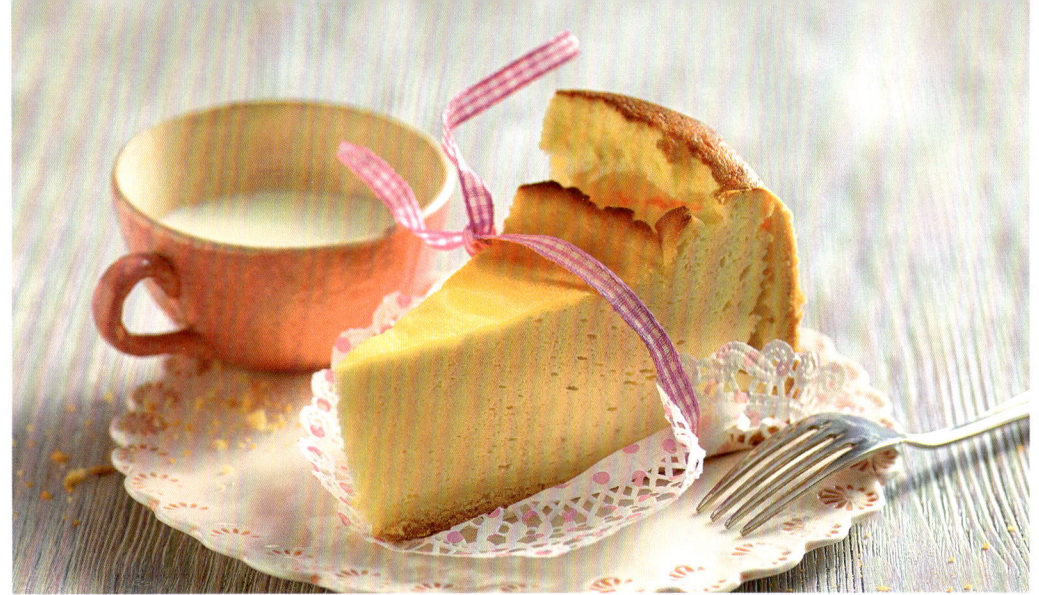

Quarktorte 🍃

Für 12 Stücke *Für den Teig:* 200 g Mehl + etwas Mehl für die Arbeitsfläche | 1 TL Backpulver | 1 ½ gestr. TL Steviapulver | 75 g weiche Butter + etwas Butter für die Form | 1 Ei (M) | 3 EL Milch | *Für die Füllung:* 3 Eigelb (M) | 750 g Magerquark | 1 ½ gestr. TL Steviapulver | 1 ½ Päck. Sahne-Puddingpulver | 150 g Sonnenblumenöl | ½ l Milch

TIPP
Die Quarktorte bleibt lange frisch und saftig, deshalb können Sie sie gut schon am Vortag zubereiten.

1 Für den Teig das Mehl, das Backpulver, das Steviapulver, die Butter, das Ei und die Milch in einer Rührschüssel mit den Knethaken des Handrührgeräts zu einem Mürbteig verkneten. Den Backofen auf 200° vorheizen.

2 Eine Springform (26 cm Ø) mit Butter einfetten. Zwei Drittel des Teigs auf der bemehlten Arbeitsfläche ausrollen und den Boden der Springform damit auslegen. Den restlichen Teig zu einer Rolle formen, in die Form legen und mit den Fingern gleichmäßig an den Rand drücken.

3 Die Eigelbe mit Quark, Steviapulver, Puddingpulver und Öl in einer Schüssel verrühren. Die Milch nach und nach dazugeben und alles zu einer dickflüssigen Masse verrühren.

4 Die Quarkmasse auf dem Teig glatt streichen und die Torte im Ofen (Mitte, 175° Umluft) 45 Min. backen. Dann einen Bogen Alufolie auf die Form legen und den Kuchen weitere 20 Min. backen.

5 Die Quarktorte herausnehmen und in der Form abkühlen lassen.

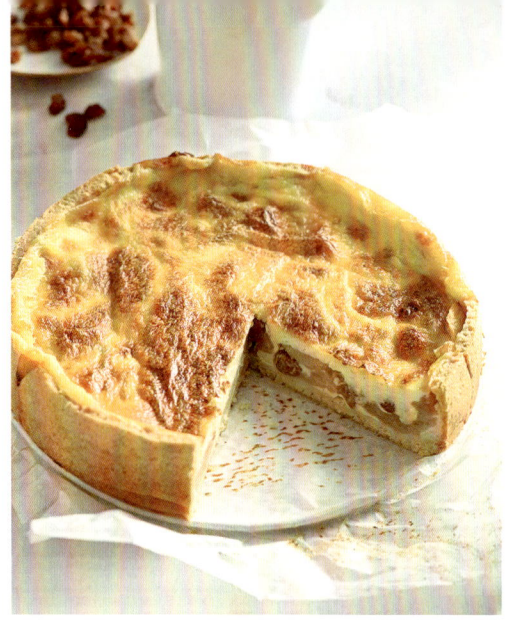

Bratapfelkuchen

Für 12 Stücke *Für die Füllung:* 50 g Rosinen | 2 EL Rum | 750 g säuerliche Äpfel (z. B. Boskop) | 600 g Sahne | ¾ gestr. TL Steviapulver | 150 ml Milch | 1 Päck. Vanillepuddingpulver | *Für den Teig:* 250 g Mehl + Mehl für die Arbeitsfläche | ½ Päckchen Backpulver | 1 ½ gestr. TL Steviapulver | 150 g weiche Butter + etwas Butter für die Form | 1 Ei (M) | 3 EL Milch

1 Für die Füllung die Rosinen mit dem Rum mischen. Für den Teig Mehl, Backpulver, Steviapulver, Butter, Ei und Milch in einer Rührschüssel mit den Knethaken des Handrührgeräts zu einem Mürbteig verkneten.

2 Den Backofen auf 170° vorheizen. Die Hälfte des Teigs auf der mit Mehl bestäubten Arbeitsfläche ausrollen und den Boden einer mit Butter eingefetteten Springform (26 cm Ø) damit auslegen. Den restlichen Teig zu einer Rolle formen und gleichmäßig an den Formrand drücken.

3 Die Äpfel halbieren, schälen und die Kerngehäuse entfernen. Die Apfelhälften mit der Wölbung nach unten auf den Teig legen und die Rumrosinen in die Vertiefungen der Kerngehäuse verteilen.

4 Die Sahne mit dem Steviapulver zum Kochen bringen, das mit der Milch vermischte Puddingpulver unter Rühren dazugeben und aufkochen lassen. Den heißen Pudding über die Äpfel verteilen.

5 Den Bratapfelkuchen im Ofen (Mitte, 150° Umluft) etwa 1 Std. backen. Herausnehmen und in der Form vollständig abkühlen lassen.

TIPP

Bratapfelkuchen ist ein idealer Winterkuchen. Nach Belieben können Sie noch 1 TL Zimtpulver über die Äpfel stäuben, bevor Sie den Sahnepudding darübergießen.

Rüblikuchen

Für 12 Stücke 200 g säuerliche Äpfel (z. B. Boskop) | 150 g Möhren | 6 Eier (M) | 3 gestr. TL Steviapulver | 3 EL Apfelsaft | 100 g gemahlene Haselnüsse | 50 g Paniermehl | 75 g Mehl | 2 TL Backpulver

1 Den Boden der Springform (26 cm Ø) mit Backpapier auslegen. Den Backofen auf 190° vorheizen. Die Äpfel waschen, vierteln und die Kerngehäuse entfernen. Die Möhren schälen und mit den Äpfeln fein ras-

peln. Die Eier trennen und die Eigelbe mit dem Steviapulver und dem Apfelsaft in einer Rührschüssel mit den Quirlen des Handrührgeräts schaumig schlagen. Die Äpfel und Möhren mit den Haselnüssen und dem Paniermehl unter die Eigelbmasse mischen.

2 Das Mehl mit dem Backpulver mischen und ebenfalls unterrühren. Die Eiweiße mit den Quirlen des Handrührgeräts steif schlagen und unterheben. Den Teig in die Form füllen und glatt streichen.

3 Den Rüblikuchen im Backofen (Mitte, 170° Umluft) etwa 40 Min. goldbraun backen. Herausnehmen und 10 Min. ruhen lassen, dann stürzen und das Backpapier abziehen. Den Rüblikuchen auf einem Kuchengitter auskühlen lassen.

Linzer Torte

Für 12 Stücke *Für die Füllung:* 250 g Trockenpflaumen | 3 Msp. Steviapulver | *Für den Teig:* 200 g Mehl + etwas Mehl für die Arbeitsfläche | 100 g gemahlene Mandeln | 1 gestr. TL Steviapulver | 150 g weiche Butter + etwas Butter für die Form | 1 Ei (M) | 1 Msp. Zimtpulver | 1 Eigelb

1 Am Vortag für die Füllung die Pflaumen mit 400 ml Wasser bedecken und 12 Std. (oder über Nacht) einweichen. Dann das Wasser abgießen. Die Pflaumen mit dem Steviapulver in einen hohen Becher geben und mit dem Stabmixer pürieren. Den Backofen auf 200° vorheizen.

2 Für den Teig Mehl, Mandeln, Steviapulver, Butter, Ei und Zimt mit den Knethaken des Handrührgeräts zu einem Mürbteig verkneten. Zwei Drittel des Teigs auf der mit Mehl bestäubten Arbeitsfläche ausrollen und den Boden und den Rand einer mit Butter eingefetteten Springform (26 cm Ø) damit auslegen. Das Pflaumenmus darauf verstreichen. Den restlichen Teig ausrollen, in Streifen schneiden und gitterartig auf dem Kuchen verteilen. Die Teigstreifen mit dem Eigelb bestreichen.

3 Die Linzer Torte im Ofen (Mitte, 180° Umluft) 35 Min. backen. In der Form auskühlen lassen.

TIPP

Wenn Sie auf Fruktose verzichten möchten, ersetzen Sie die Äpfel durch die gleiche Menge Möhren und den Apfelsaft durch Wasser.

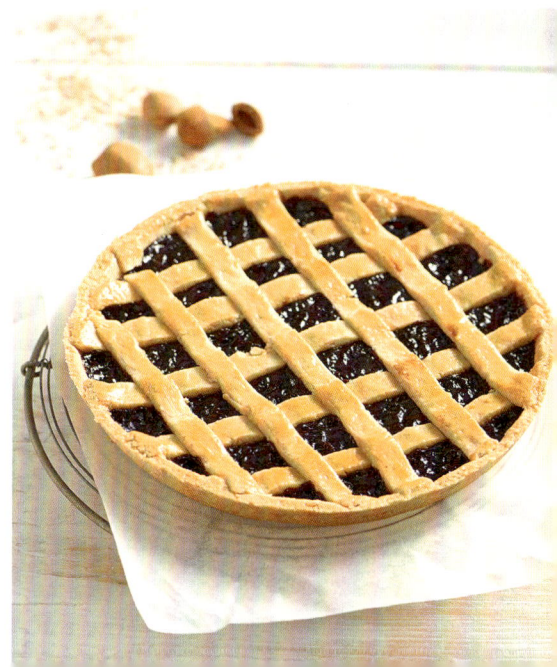

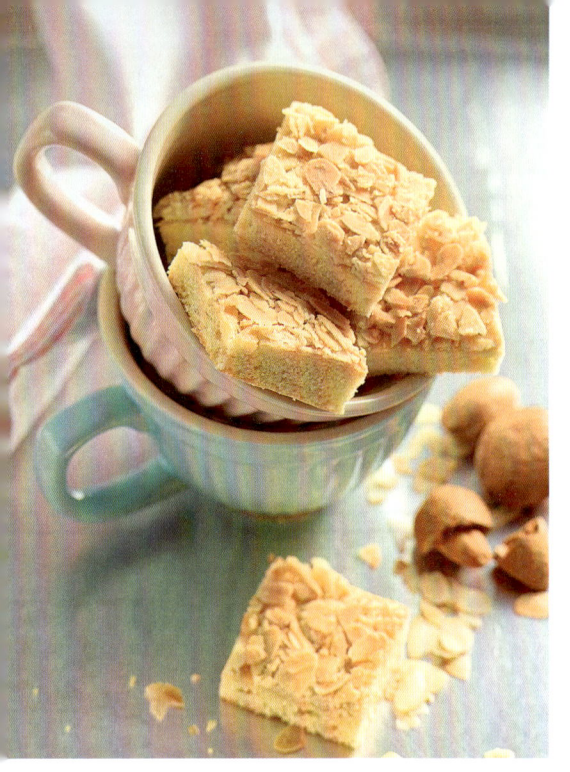

Blitzkuchen vom Blech

Für 20 Stücke *Für den Teig:* 200 g Sahne | 1 ½ gestr. TL Steviapulver | 4 Eier (M) | 300 g Mehl | 1 Päck. Backpulver | 1 gestr. TL Zimtpulver | *Für den Belag:* 100 g Butter | 100 g Mandelblättchen | 2 EL Mehl

1 Den Backofen auf 220° (200° Umluft) vorheizen. Für den Teig alle Zutaten in eine Rührschüssel geben und mit den Quirlen des Handrührgeräts verrühren. Den Teig auf ein mit Backpapier ausgelegtes Backblech streichen und im Ofen (Mitte) 10 Min. backen.

2 Inzwischen die Butter in einem kleinen Topf schmelzen lassen. Die Mandelblättchen und das Mehl dazugeben und auf dem Kuchen verteilen. Den Kuchen weitere 10 Min. backen. Dann herausnehmen, auf dem Blech abkühlen lassen und in Stücke schneiden.

VARIANTE: Wer nicht auf Fruktose achten muss, kann unter den Teig Rumrosinen oder getrocknete Cranberrys mischen .

Schneller Schokoladenkuchen

Für 20 Stücke 150 g weiche Butter + Butter für die Form | 3 gestr. TL Steviapulver | 1 ½ EL Kakaopulver | 4 Eier (M) | 200 g Mehl | 1 Päck. Backpulver

1 Eine kleine Kastenform (25 cm Länge) mit Butter einfetten. Den Backofen auf 200° (180° Umluft) vorheizen. Die Butter mit Steviapulver und Kakao in einer Rührschüssel mit den Quirlen des Handrührgeräts glatt rühren. Die Eier nach und nach dazugeben und jeweils gründlich unterrühren. Das Mehl mit dem Backpulver mischen und rasch unter den Teig rühren.

2 Den Teig in die Kastenform geben und glatt streichen. Den Schokoladenkuchen im Ofen (Mitte) etwa 30 Min. backen.

3 Den Schokoladenkuchen aus dem Ofen nehmen und 10 Min. ruhen lassen. Dann auf ein Kuchengitter stürzen und abkühlen lassen.

TIPP
Das bringt Biss: Mischen Sie 100 g gehackte Haselnüsse mit dem Mehl unter den Schokoteig.

Schoko-Bananen-Kuchen mit Mandeln

Für 20 Stücke 75 g weiche Butter + Butter für Form | 1½ gestr. TL Steviapulver | 3 Eier (M) | 2 Bananen | 100 g Mehl | 1 Päck. Backpulver | 50 g gemahlene Mandeln | 50 g gehackte Mandeln | 1 EL Kakaopulver | 2 EL Mandelblättchen

1 Eine kleine Kastenform (25 cm Länge) mit Butter einfetten. Den Backofen auf 190° vorheizen.

2 Die Butter und das Steviapulver in einer Rührschüssel mit den Quirlen des Handrührgeräts glatt rühren. Die Eier nach und nach dazugeben und jeweils gründlich unterrühren.

3 Die Bananen schälen und mit einer Gabel fein zerdrücken. Das Bananenmus unter den Teig rühren. Das Mehl mit dem Backpulver mischen und unter den Teig rühren. Die gemahlenen und die gehackten Mandeln ebenfalls untermischen.

4 Die Hälfte des Teigs in der Kastenform verteilen. Den restlichen Teig mit dem Kakao mischen, ebenfalls in die Form geben und glatt streichen. Den Teig mit den Mandelblättchen bestreuen und im Ofen (Mitte, 175° Umluft) etwa 40 Min. backen.

5 Den Schoko-Bananen-Kuchen herausnehmen und 10 Min. ruhen lassen. Dann auf ein Kuchengitter stürzen und abkühlen lassen.

TIPP

Gut verpackt (z. B. in Alufolie) bleibt dieser fruchtige Schokokuchen tagelang frisch und saftig.

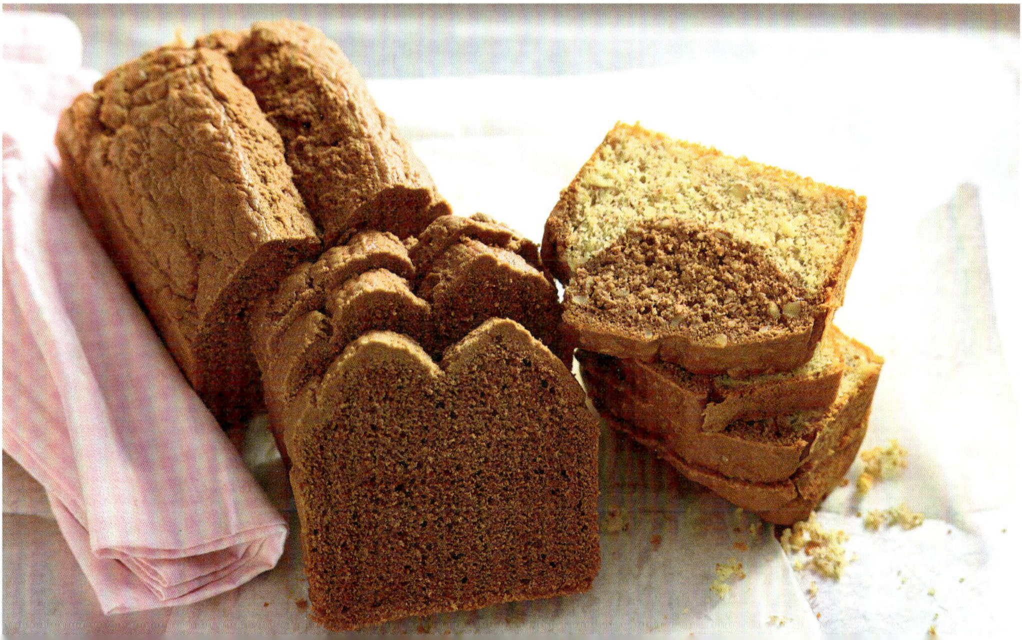

Spiegeleikuchen

Für 20 Stücke *Für den Teig:* 150 g weiche Butter + Butter für
die Form | 2 ½ gestr. TL Steviapulver | 6 Eier (M) | 300 g Mehl |
2 Päck. Backpulver | *Für den Belag:* 700 ml Milch | 2 Päck. Va-
nillepuddingpulver | 2 Msp. Steviapulver | 400 g frische Apriko-
sen (oder ungezuckerte aus der Dose) | *Für den Guss:* 1 Päck.
klarer Tortenguss | ½ Msp. Steviapulver

1 Den Backofen auf 200° (180° Umluft) vorheizen. Für den Teig Butter
und Steviapulver in einer Rührschüssel mit den Quirlen des Handrührgeräts glatt rühren. Die Eier nach und nach hinzugeben und jeweils
gründlich unterrühren. Das Mehl mit dem Backpulver mischen und unterrühren. Den Rührteig auf einem mit Butter eingefetteten Backblech
verteilen und im Ofen (Mitte) 15 Min. backen. Abkühlen lassen.
2 Für den Belag 100 ml Milch mit dem Pudding- und dem Steviapulver
glatt rühren. Die restliche Milch in einem Topf aufkochen lassen. Das
Puddingpulver unterrühren und noch einmal aufkochen lassen. Den
heißen Pudding auf dem Kuchen verteilen und glatt streichen.
3 Die Aprikosen waschen, halbieren und entkernen. Die Früchte mit
der Wölbung nach oben auf dem Pudding verteilen.
4 Für den Guss in einem Topf ¼ l Wasser mit dem Tortenguss und Stevia glatt rühren und unter Rühren aufkochen lassen. Den Guss gleichmäßig über die Aprikosen verteilen.

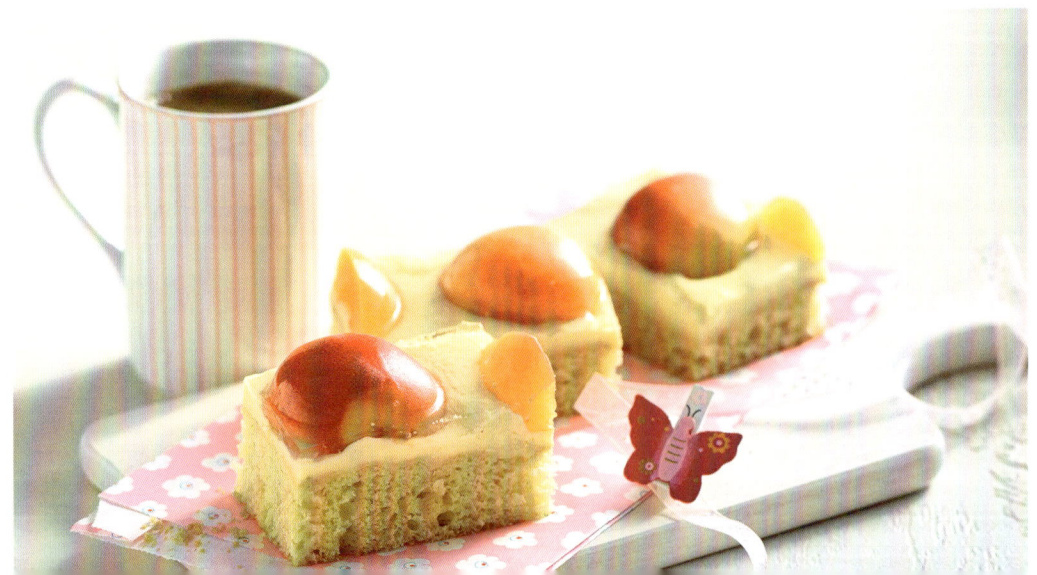

Pflaumenmus-Knusper-Torte

Für 12 Stücke *Für die Füllung:* 250 g getrocknete Pflaumen (entsteint) | 1 gestr. TL Steviapulver | *Für den Teig:* 40 g Butter + etwas Butter für die Form | 100 g Mehl + etwas Mehl für die Form | 2 Eier (M) | *Für den Belag:* ½ EL Butter | 2 Msp. Steviapulver | 50 g gehackte Mandeln | 250 g Sahne

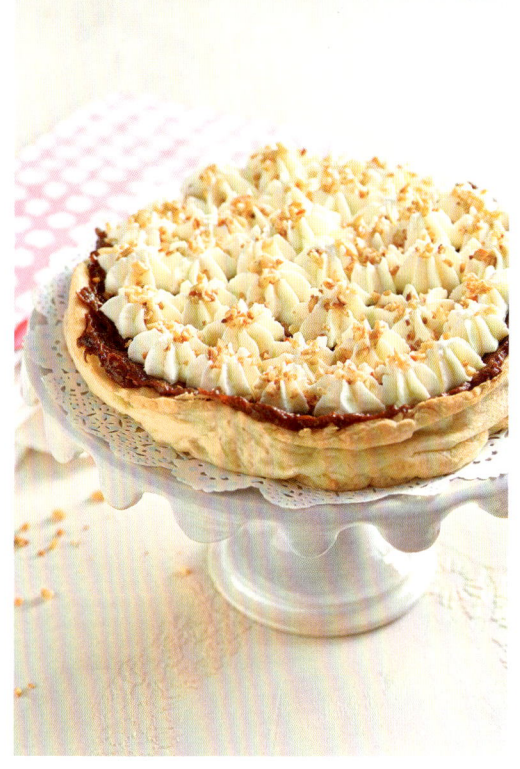

1 Am Vortag für die Füllung die Pflaumen in 400 ml Wasser 12 Std. (oder über Nacht) einweichen. Am nächsten Tag das Wasser abgießen. Die Pflaumen mit dem Steviapulver in einen hohen Becher geben und mit dem Stabmixer fein pürieren. Den Backofen auf 210° (190° Umluft) vorheizen. Eine Springform (26 cm Ø) einfetten und ganz leicht mit Mehl bestäuben.

2 Für den Teig in einem kleinen Topf 170 ml Wasser mit der Butter aufkochen lassen. Den Topf vom Herd nehmen, das Mehl auf einmal hineingeben und mit einem Kochlöffel kräftig rühren, sodass ein fester Teigkloß entsteht, der sich vom Topfboden löst (auf dem Boden verbleibt ein dünner weißer Belag). Die Eier nacheinander gründlich unterrühren, bis der Teig geschmeidig ist und glänzt.

3 Den Brandteig in der Springform verteilen, glatt streichen und im Ofen (Mitte) etwa 25 Min. goldbraun backen. Den Boden aus der Form lösen und auf einem Kuchengitter abkühlen lassen.

4 Für den Belag in einer kleinen beschichteten Pfanne die Butter bei mittlerer Hitze schmelzen lassen und 1 Msp. Steviapulver unterrühren. Die Mandeln dazugeben und unter Rühren rösten, bis sie leicht gebräunt sind. Vom Herd nehmen und abkühlen lassen.

5 Den Brandteigboden gleichmäßig mit dem Pflaumenmus bestreichen. Die Sahne mit dem restlichen Steviapulver in einem hohen Becher mit den Quirlen des Handrührgeräts steif schlagen. Die Sahne auf dem Pflaumenmus verteilen oder mit dem Spritzbeutel (Sterntülle) aufspritzen und mit dem Mandelkrokant bestreuen. Die Pflaumenmus-Knusper-Torte in Stücke schneiden und sofort servieren.

TIPP
Aromatischer Winterkuchen: Schmecken Sie das Pflaumenmus mit etwas Zimtpulver oder Lebkuchengewürz ab.

TIPP
Genießen Sie diesen
klassischen Pflaumen-
kuchen ganz frisch – so
schmeckt er am besten.

Pflaumenkuchen mit Vanillesahne

Für 20 Stücke 150 g Magerquark | 6 EL Milch | 6 EL Öl + etwas Öl für das Backblech | 1½ gestr. TL Steviapulver | 275 g Mehl + etwas Mehl für die Arbeitsfläche | 1 Päck. Backpulver | 700 g Pflaumen | *Außerdem:* 300 g Sahne | 1½ Msp. Steviapulver | 1 TL Vanille-Back

1 Quark, Milch, Öl und Steviapulver in einer Rührschüssel mit den Quirlen des Handrührgeräts glatt rühren. Das Mehl und das Backpulver mischen, dazugeben und mit den Knethaken des Handrührgeräts zu einem festen Teig verarbeiten.
2 Den Backofen auf 200° vorheizen. Den Quark-Öl-Teig auf der mit Mehl bestäubten Arbeitsfläche in der Größe eines Backblechs ausrollen und auf das mit Öl eingefettete Backblech legen.
3 Die Pflaumen waschen, längs halbieren und entkernen. Die Früchte auf dem Teig verteilen, dabei leicht andrücken. Den Pflaumenkuchen im Ofen (Mitte, 175° Umluft) 35 Min. backen. Herausnehmen und auf dem Blech abkühlen lassen.
4 Die Sahne mit dem Stevia- und Vanillepulver steif schlagen und zum Pflaumenkuchen servieren.

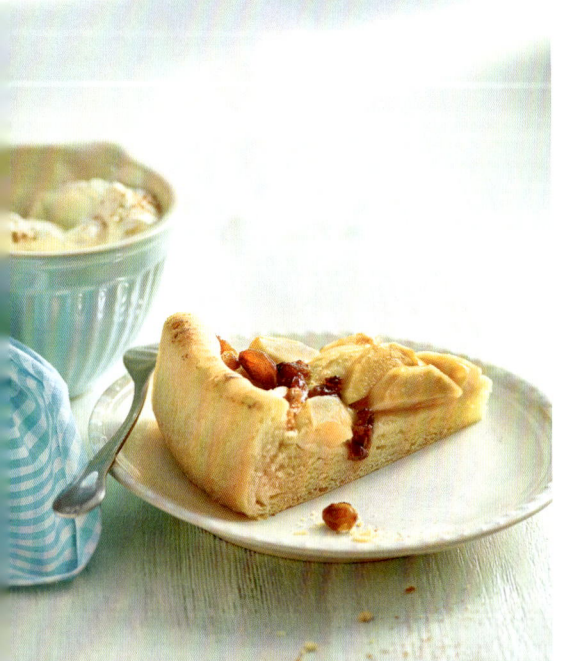

Apfelkuchen mit Zimtsahne

Für 12 Stücke 300 g Mehl + etwas Mehl für die Arbeitsfläche | 1½ gestr. TL Steviapulver | ½ Würfel Hefe (ca. 20 g) | 100 ml Milch | 50 g Butter + etwas Butter für die Form | 1 Ei (M) | 3 große Äpfel (z. B. Boskop) | 80 g Rosinen | *Außerdem:* 200 g Sahne | 2 Msp. Zimtpulver | 1 Msp. Steviapulver

1 Das Mehl mit dem Steviapulver in einer Rührschüssel mischen und die Hefe darüberbröseln. Die Milch mit der Butter lauwarm erhitzen. Die Milch-Butter-Mischung nach und nach zum Mehl geben und mit den Knethaken des Handrührgeräts verrühren, dabei das Ei dazugeben und so

lange weiterkneten, bis ein geschmeidiger Teig entstanden ist. Eine Springform (26 cm Ø) mit Butter einfetten. Den Hefeteig auf der bemehlten Arbeitsfläche ausrollen und die Form damit auslegen.

2 Die Äpfel vierteln, schälen, dabei die Kerngehäuse entfernen und die Viertel in Spalten schneiden. Die Apfelspalten auf den Hefeteig legen. Die Rosinen darüberstreuen und den Kuchen im Backofen bei 50° (Mitte, 40° Umluft) 5 Min. erwärmen. Den Ofen ausschalten und den Kuchen 30 Min. gehen lassen. Dann die Temperatur auf 200° (180° Umluft) einstellen und den Kuchen 30 Min. backen. Herausnehmen und auf dem Blech auskühlen lassen.

3 Die Sahne mit dem Zimt- und Steviapulver steif schlagen und zum abgekühlten Kuchen servieren.

TIPP

Mal was anderes: Statt Rosinen passen auch Datteln oder Feigen zu den Äpfeln.

Gugelhupf

Für 16 Stücke 250 g Mehl | 2 gestr. TL Steviapulver | ½ Würfel Hefe (ca. 20 g) | 100 ml Milch | 60 g Butter + etwas Butter für die Form | 1 Ei (M) | 70 g Rosinen | 50 g Mandelstifte

1 Das Mehl mit dem Steviapulver in einer Rührschüssel mischen und die Hefe darüberbröseln. Die Milch mit der Butter lauwarm erhitzen. Die Milch-Butter-Mischung und das Mehl nach und nach mit den Knethaken des Handrührgeräts verrühren, dabei das Ei dazugeben und alles gründlich verkneten.

2 Die Rosinen mit den Mandelstiften unter den Teig kneten. Eine Gugelhupfform (2 l Inhalt) mit Butter einfetten und den Teig einfüllen. Den Gugelhupf im Backofen bei 50° (Mitte, 40° Umluft) 5 Min. erwärmen. Den Ofen ausschalten und den Gugelhupf 20 Min. gehen lassen. Dann die Temperatur auf 200° (180° Umluft) einstellen und den Gugelhupf 35 Min. goldbraun backen.

3 Den Gugelhupf kurz in der Form ruhen lassen, stürzen und auf einem Gitter auskühlen lassen.

🜃 **TIPP:** Wer auf Fruktose verzichten möchte, sollte den Kuchen ohne Rosinen zubereiten.

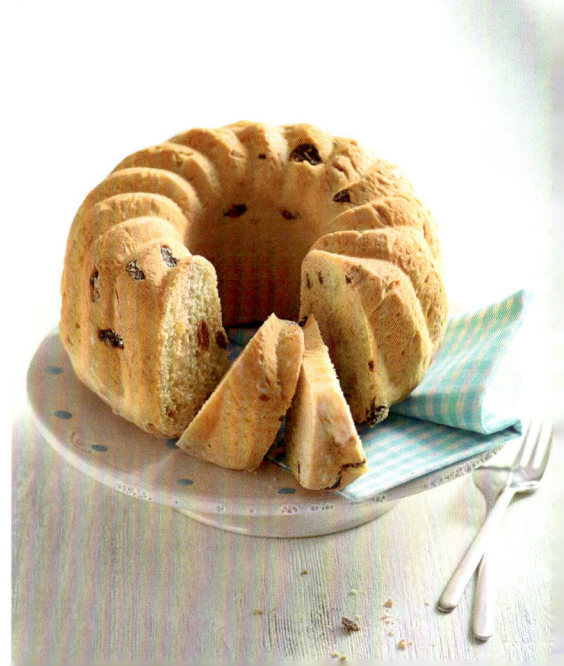

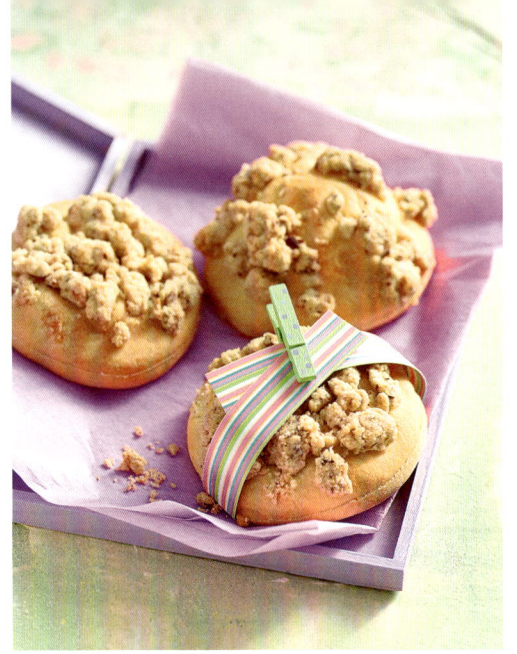

Hefeplunder mit Nussstreuseln

Für 8 Stück *Für den Teig:* 300 g Mehl + etwas Mehl für die Arbeitsfläche | 1 gestr. TL Steviapulver | ½ Würfel Hefe (ca. 20 g) | 100 ml Milch | 50 g Butter | 1 Ei (M) | *Für die Streusel:* 70 g Mehl | 50 g Butter | 1 Msp. Zimtpulver | 1 Msp. Steviapulver | 3 EL gehackte Haselnüsse

1 Für den Teig das Mehl mit dem Steviapulver in einer Rührschüssel mischen und die Hefe darüberbröseln. Die Milch mit der Butter lauwarm erhitzen. Die Milch-Butter-Mischung und das Mehl nach und nach mit den Knethaken des Handrührgeräts vermischen, dabei das Ei dazugeben und alles zu einem geschmeidigen Teig verkneten.

2 Den Hefeteig auf der bemehlten Arbeitsfläche fingerdick ausrollen. Mit einer Tasse oder einem Schälchen handtellergroße Kreise ausstechen und diese auf ein mit Backpapier belegtes Backblech legen.

3 Für die Streusel Mehl, Butter, Zimt-, Steviapulver und Haselnüsse in eine Rührschüssel geben und mit den Knethaken des Handrührgeräts zu krümeligen Streuseln verarbeiten. Die Steusel auf die Hefeteigkreise verteilen und leicht andrücken.

4 Die Teigkreise im Backofen bei 50° (Mitte, 40° Umluft) 5 Min. erwärmen. Den Ofen ausschalten und die Kreise 30 Min. gehen lassen. Die Temperatur auf 200° (180° Umluft) einstellen und die Hefeplunder 15 Min. goldbraun backen. Auf einem Gitter auskühlen lassen.

TIPP
Genießen Sie Hefeplunder frisch, am besten lauwarm.

Dettener Struwen

Für 10 Stück 125 g Mehl | 1 Msp. Steviapulver | ¼ Würfel Hefe (ca. 10 g) | 150 ml Milch | 1 TL Butter | 1 Ei (M) | 40 g Rosinen Öl zum Ausbacken | 1 TL Zimtpulver

1 Das Mehl mit dem Steviapulver in einer Rührschüssel mischen und die Hefe darüberbröseln. Die Milch mit der Butter lauwarm erhitzen und mit dem Kochlöffel unter das Mehl rühren. Das Ei dazugeben und gründlich unterrühren. Die Rosinen unter den dickflüssigen Hefeteig mischen. Den Teig an einem warmen Ort etwa 30 Min. gehen lassen.

2 In einer beschichteten Pfanne etwas Öl erhitzen. Einen großen Löffel Hefeteig hineingeben und bei mittlerer Hitze auf beiden Seiten goldbraun backen. Herausnehmen, auf Küchenpapier abtropfen lassen und aus dem restlichen Teig auf die gleiche Weise Struwen backen. Die Struwen mit Zimt bestäuben und warm genießen.

TIPP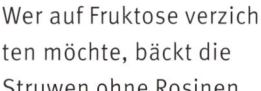
Wer auf Fruktose verzichten möchte, bäckt die Struwen ohne Rosinen.

Mandelbällchen

Für ca. 40 Stück 150 g weiche Butter | 1 gestr. TL Steviapulver | 1 Ei (M) | 250 g Mehl | 1 gestr. TL Backpulver | 50 g gemahlene Mandeln

1 Den Backofen auf 200 ° (180° Umluft) vorheizen. Die Butter und das Steviapulver in einer Rührschüssel mit den Quirlen des Handrührgeräts cremig rühren. Das Ei dazugeben und gründlich unterrühren.

2 Das Mehl mit dem Backpulver mischen, über die Buttermasse sieben und mit den Mandeln untermischen.

3 Von dem Teig kleine Portionen abnehmen und mit angefeuchteten Händen zu kleinen Kugeln formen, auf zwei mit Backpapier belegte Bleche legen und mit einer Gabel leicht ein- und flachdrücken. Die Mandelbällchen im Ofen (Mitte) etwa 20 Min. goldbraun backen. Herausnehmen und auf einem Kuchengitter abkühlen lassen.

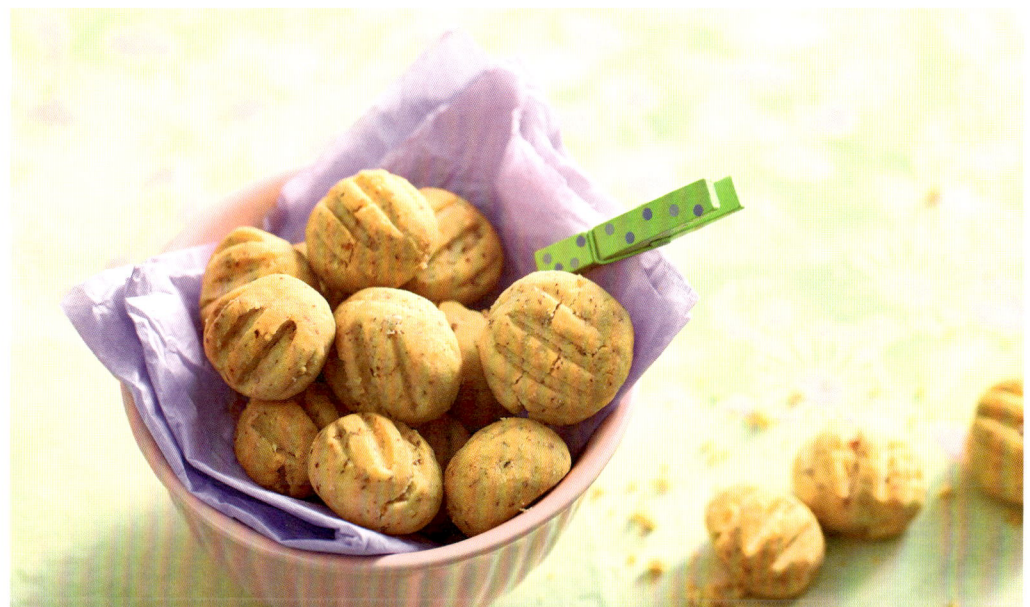

TIPP
Auch nach ein paar Tagen schmecken diese fruchtigen Muffins noch saftig und frisch – vorausgesetzt Sie bewahren sie in einem geschlossenen Gefäß auf.

Aprikosen-Schoko-Muffins

Für 12 Stück 200 g Aprikosen (frisch oder ungezuckerte Aprikosen aus der Dose) | 75 g weiche Butter | 1½ gestr. TL Steviapulver | 3 Eier (M) | 170 g Mehl | 1 EL Kakaopulver | 1 Päck. Backpulver | 2 EL Mandelblättchen

1 Die Aprikosen waschen, halbieren und entkernen (Früchte aus der Dose abtropfen lassen). Die Früchte in einem hohen Becher mit dem Stabmixer fein pürieren. Den Backofen auf 200° (180° Umluft) vorheizen.
2 Die Butter und das Steviapulver in einer Rührschüssel mit den Quirlen des Handrührgeräts glatt rühren. Die Eier nach und nach dazugeben und jeweils gründlich unterrühren. Das Mehl mit Kakao und Backpulver mischen und unter die Butter-Ei-Mischung rühren. Das Aprikosenpüree ebenfalls unterrühren.
3 In die Mulden eines 12er-Muffinblechs jeweils 1 Papierförmchen setzen. Den Teig auf die Förmchen verteilen und mit den Mandelblättchen bestreuen.
4 Die Muffins im Ofen (Mitte) 15 Min. goldbraun backen. Dann kurz ruhen lassen, die Papierförmchen aus dem Blech heben und die Muffins auf einem Kuchengitter abkühlen lassen.

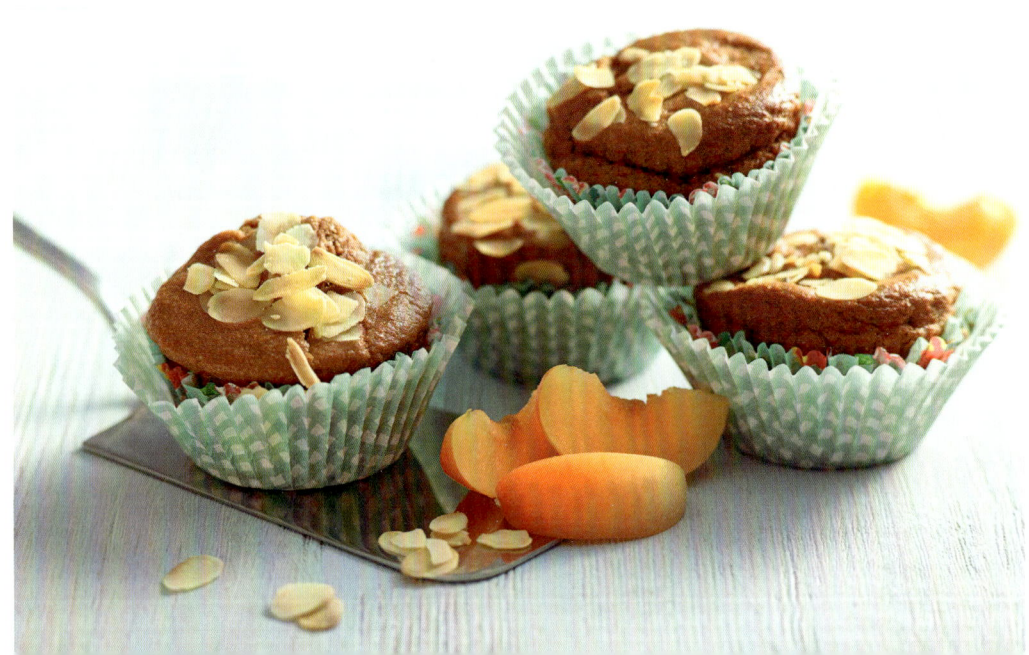

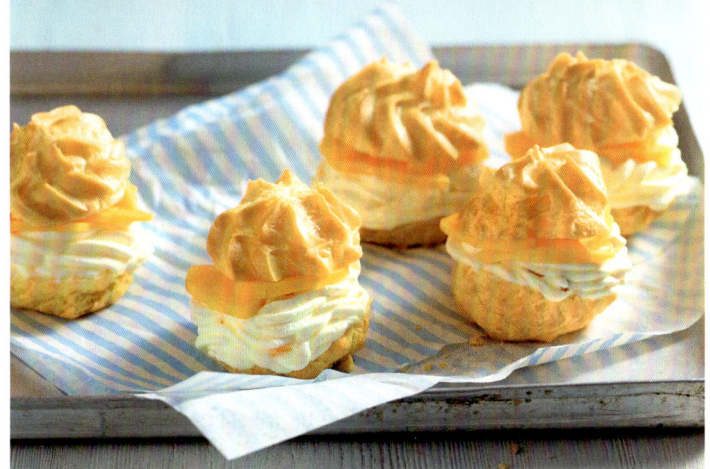

Windbeutel mit Mango-Sahnequark

Für 16 Stück *Für den Teig:* 100 g Butter | Salz | 150 g Mehl | 4 Eier (M) | *Für die Füllung:* 300 g Mango (frisch oder TK) | 250 g Sahnequark | 2 Msp. Steviapulver | 200 g Sahne

1 Den Backofen auf 200° (180° Umluft) vorheizen. Für den Teig ¼ l Wasser mit der Butter und 1 Prise Salz in einem Topf aufkochen lassen. Das Mehl auf einmal hineingeben und mit einem Kochlöffel kräftig rühren, sodass ein fester Teigkloß entsteht, der sich vom Topfrand löst (am Boden verbleibt ein dünner weißer Belag). Die Eier nacheinander gründlich unterrühren, sodass ein glänzender Teig entsteht.

2 Den Brandteig in einen Spritzbeutel mit großer Sterntülle füllen und auf ein mit Backpapier belegtes Backblech 16 Rosetten in etwa 5 cm Abstand spritzen. Die Windbeutel im Ofen (Mitte) etwa 15 Min. goldbraun backen. Herausnehmen und das obere Drittel der Windbeutel mit einer Schere abschneiden. Die Böden und die Deckel auf einem Kuchengitter abkühlen lassen.

3 Für die Füllung die Mango schälen, das Fruchtfleisch auf der flachen Seite vom Kern schneiden. Ein paar dünne Scheiben abschneiden und für die Dekoration beiseitelegen, die restliche Mango in kleine Würfel schneiden. Die tiefgekühlten Mangowürfel auftauen lassen.

4 Den Quark mit dem Steviapulver in einer Rührschüssel glatt rühren. Die Mangowürfel untermischen. Die Sahne steif schlagen und unter den Mangoquark heben. Jeweils einen Klecks Mango-Sahnequark auf die Böden der Windbeutel geben, die Mangoscheiben darauf verteilen und die Deckel darauflegen. Die Windbeutel sofort servieren.

TIPP

Wenn Sie Fruktose vermeiden möchten, verzichten Sie auf die Mango und füllen Sie die Windbeutel einfach nur mit Sahnequark.

Quarkblätterteigtaler

Für 40 Stück 125 g Mehl + etwas Mehl für die Arbeitsfläche | 1 TL Backpulver | 1 ½ TL Steviapulver | 125 g Magerquark | 125 g weiche Butter | 1 Ei (M) | 50 g Mandelblättchen

1 Das Mehl mit Backpulver, Steviapulver, Quark und Butter in einer Rührschüssel mit dem Knethaken des Handrührgeräts zu einem festen Teig verarbeiten. Den Backofen auf 200° (180° Umluft) vorheizen.

2 Den Teig auf der mit Mehl bestäubten Arbeitsfläche etwa 2–3 mm dünn ausrollen. Dann einmal längs, einmal quer über die Mitte zusammenklappen und erneut ausrollen. Diesen Vorgang mehrmals wiederholen, sodass der Teig später schön blätterig wird.

3 Den Teig etwa 5 mm dick ausrollen, mit einer Ausstechform (4–5 cm Ø) Kreise ausstechen und auf ein mit Backpapier belegtes Backblech legen. Das Ei mit einer Gabel verquirlen und die Taler damit bestreichen. Die Mandelblättchen auf die Taler verteilen.

4 Die Taler im Ofen (Mitte) 15 Min. goldbraun backen. Dann vom Blech nehmen und auf einem Kuchengitter abkühlen lassen.

Friesenkekse

Für 40 Stück 1 Ei (M) | 200 g Mehl + etwas Mehl für die Arbeitsfläche | ¾ gestr. TL Steviapulver | 125 g weiche Butter | je 25 g gemahlene und gehackte Haselnusskerne

1 Das Ei trennen. Das Mehl mit dem Eigelb, dem Steviapulver und der Butter in einer Rührschüssel mit den Knethaken des Handrührgeräts zu einem festen Teig verarbeiten. Aus dem Teig auf der mit Mehl bestäubten Arbeitsfläche drei Rollen von etwa 3–4 cm Ø formen.

2 Das Eiweiß verquirlen und die Teigrollen mit dem Eiweiß bestreichen. Die Haselnüsse auf der Arbeitsfläche mischen und verteilen, die Rollen darin wälzen und die Nüsse leicht andrücken. Die Teigrollen in Klarsichtfolie gewickelt etwa 1 Std. kalt stellen.

3 Den Backofen auf 200° (180° Umluft) vorheizen. Die Teigrollen in knapp 1 cm dicke Scheiben schneiden, auf ein mit Backpapier belegtes Blech legen und im Ofen 8–10 Min. goldbraun backen. Vom Blech nehmen und auf einem Kuchengitter abkühlen lassen.

Knusprige Müslibällchen

Für 40 Stück 150 g weiche Butter | ½ gestr. TL Steviapulver |
1 Ei (M) | 6 Datteln (entsteint) | 60 g gehackte Haselnüsse |
60 g Haferflocken | 180 g Mehl | 1 gestr. TL Backpulver

1 Den Backofen auf 200° (180° Umluft) vorheizen. Die Butter mit dem Steviapulver in einer Rührschüssel mit den Quirlen des Handrührgeräts cremig rühren. Das Ei dazugeben und etwa 1 Min. weiterrühren. Die Datteln in kleine Würfel schneiden und mit den Haselnüssen und Haferflocken unterrühren. Das Mehl und das Backpulver mischen, sieben und mit der Haselnuss-Dattel-Mischung zu einem Teig verkneten.

2 Den Teig mit angefeuchteten Händen zu Kugeln formen und auf zwei mit Backpapier belegte Bleche legen. Die Müslibällchen nacheinander im Ofen (Mitte) etwa 15 Min. goldbraun backen. Herausnehmen und auf einem Kuchengitter auskühlen lassen.

🕐 **TIPP:** Bei Fruktosemalabsorption lassen Sie die Datteln weg und verdoppeln dafür die Steviamenge.

TIPP

Für den kleinen Hunger zwischendurch: Die leckeren Müslibällchen können Sie gut ins Büro mitnehmen oder den Kindern für die Pause einpacken.

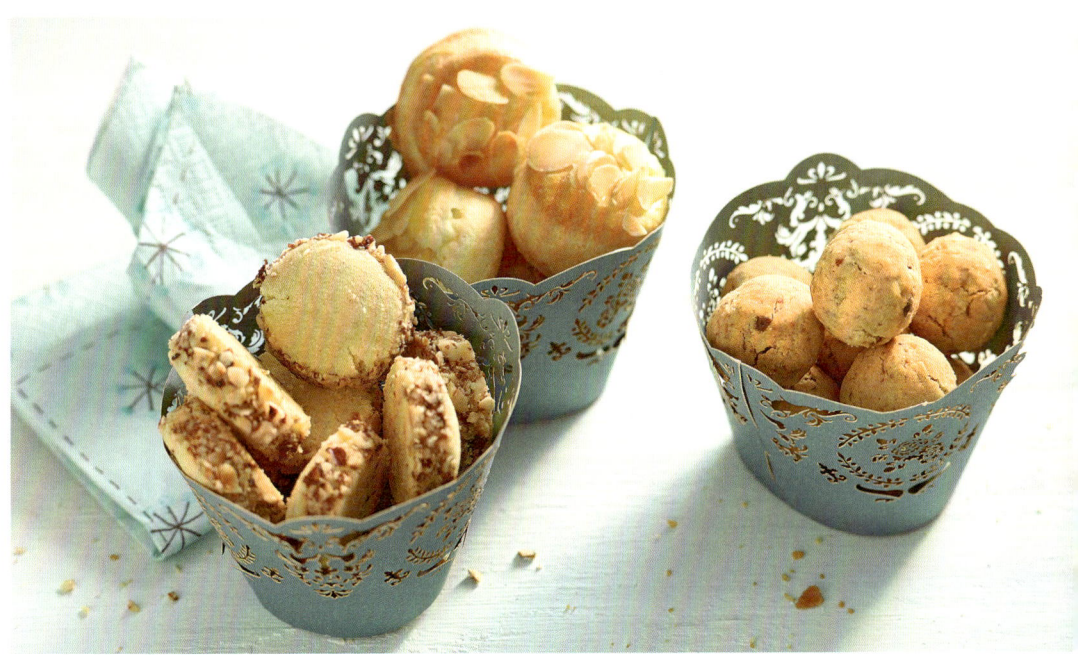

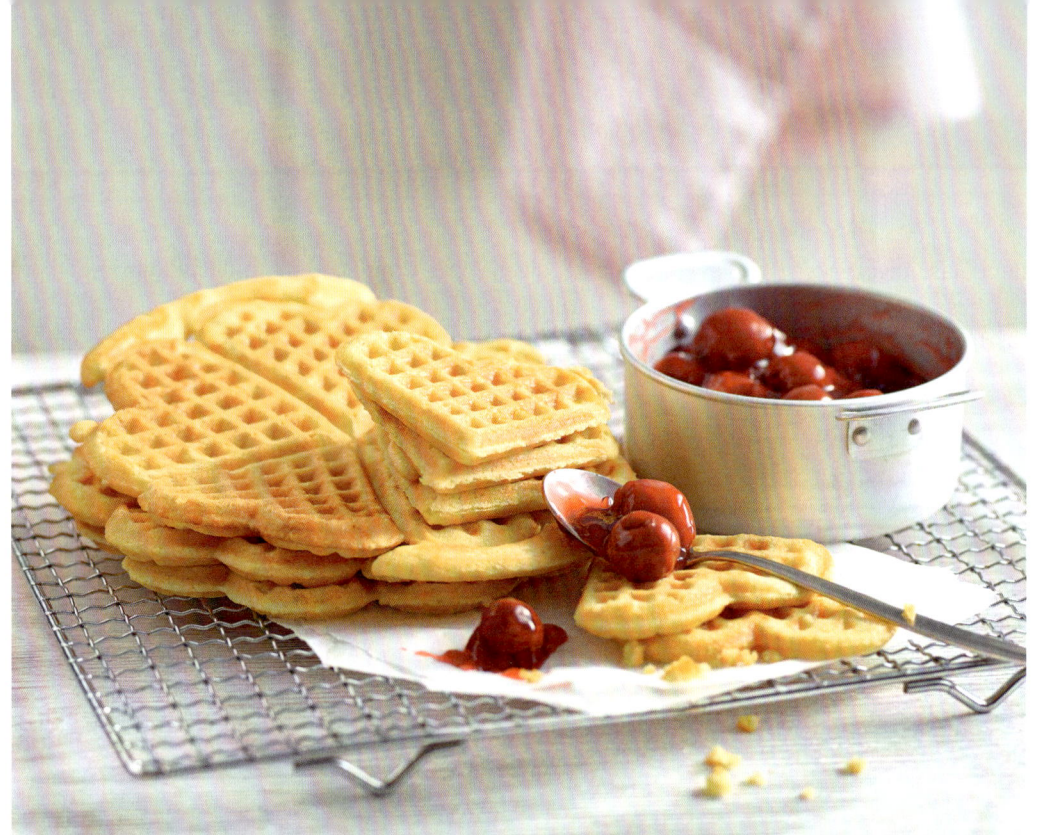

Süßspeisen und Süßigkeiten

Naschkatzen, die süße Hauptspeisen und Desserts lieben oder sich zwischendurch gerne etwas Süßes gönnen, werden bei den folgenden Rezepten garantiert fündig. Dosieren Sie die Steviamenge zu Beginn eher etwas niedriger, denn der häufigste Fehler von Stevia-Neulingen ist ein zu großzügiger Umgang mit dem kalorienfreien Süßmittel. Nach den ersten Versuchen werden Sie überrascht sein, wie wenig Pulver tatsächlich nötig ist, um den »süßen Zahn« zufriedenzustellen.

Waffeln mit Sauerkirschsauce

Für 8 Stück *Für die Sauerkirschsauce:* 170 g Sauerkirschen (aus dem Glas, ungezuckert) | ½ gestr. TL Steviapulver | 1 EL Vanillepuddingpulver | *Für die Waffeln:* 100 g weiche Butter + Butter für das Waffeleisen | 6 Eier (M) | 100 ml Milch | 1 gestr. TL Steviapulver   150 g Mehl | ½ TL Backpulver

1 Für die Sauerkirschsauce die Kirschen in ein Sieb abgießen und den Saft auffangen. 100 ml Kirschsaft abmessen und mit den Kirschen und dem Steviapulver in einem Topf zum Kochen bringen.

2 Das Puddingpulver mit weiteren 50 ml Kirschsaft in einem Schälchen glatt rühren. Die Mischung mit einem Kochlöffel unter die Kirschen rühren und alles noch einmal aufkochen lassen. Die Sauerkirschsauce in eine Schüssel umfüllen und auskühlen lassen.

3 Für die Waffeln die Butter in einer Rührschüssel mit den Quirlen des Handrührgeräts cremig rühren. Die Eier nach und nach hinzugeben und jeweils gründlich unterrühren. Die Milch und das Steviapulver unterrühren. Das Mehl mit dem Backpulver mischen und unterrühren.

4 Das Waffeleisen vorheizen und die Backflächen mit etwas Butter einstreichen. Etwa 2 EL Teig in die Mitte der unteren Backfläche geben. Das Eisen schließen und die Waffel bei mittlerer Hitze in etwa 2 Min. goldbraun und knusprig backen. Die Waffel herausnehmen und auf einem Kuchengitter abkühlen lassen. Auf die gleiche Art und Weise sieben weitere Waffeln backen, dabei die Backflächen falls erforderlich jeweils mit etwas Butter einstreichen.

5 Die Waffeln sofort mit der Sauerkirschsauce servieren und nach Belieben etwas geschlagene Sahne dazu reichen.

WAFFEL-VARIANTE: In der kalten Jahreszeit schmecken Zimt-Waffeln besonders gut. Rühren Sie dafür einfach mit dem Steviapulver 1 gestr. TL Zimtpulver unter den Teig.

SAUCEN-VARIANTE: Probieren Sie die Waffeln mal mit einer Pfirsich- oder Aprikosensauce. Dafür 200 g Früchte nach Belieben häuten oder waschen, halbieren, entkernen und in kleine Würfel schneiden. Die Fruchtstücke mit 100 ml Wasser oder hellem Fruchtsaft 2 Min. köcheln lassen. 1 EL Vanille-Puddingpulver mit 50 ml Wasser oder hellem Fruchtsaft verrühren, zu den Früchten geben und aufkochen lassen.

TIPP

Wer auf Fruktose verzichten möchte, genießt die Waffeln ohne Sauce, entweder pur oder mit einem Klecks Schlagsahne.

TIPP

Waffeln können Sie auch gut tiefkühlen. Geben Sie die gefrorenen Waffeln später einfach in den Toaster und backen Sie sie darin knusprig auf.

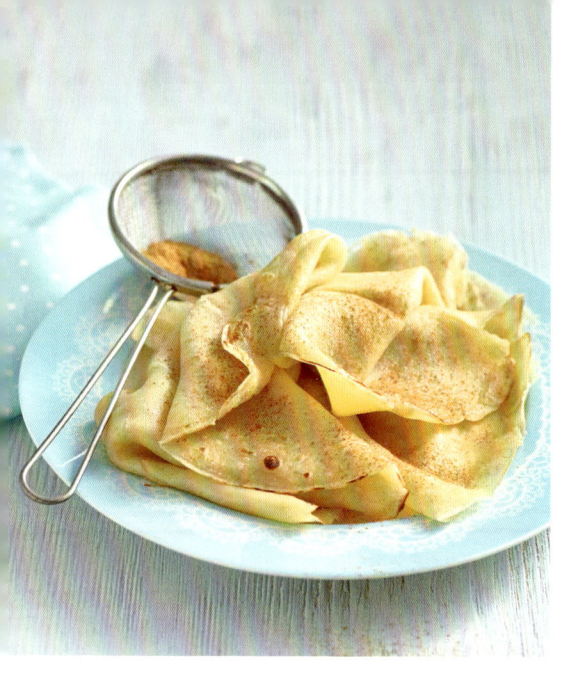

Crêpes mit Zimt

Für 2 Personen 125 g Mehl | 1 gestr. TL Ste-
viapulver | Salz | 1 Ei (M) | 100 ml Milch |
1 EL Butter | ca. 1 EL Öl | ½ TL Zimtpulver

1 Das Mehl mit Steviapulver, 1 Prise Salz, Ei,
Milch und etwa 120 ml Wasser in einer Rührschüssel mit dem Schneebesen glatt rühren. Die Butter
in einem Topf zerlassen und unter den Teig rühren.
2 Eine beschichtete Pfanne erhitzen und mit
wenig Öl einstreichen. Ein Viertel des Teigs in die
Pfanne geben und durch Schwenken am Pfannen-
boden verteilen oder mit dem Crêpe-Verteiler
kreisförmig und gleichmäßig verstreichen. Den
Crêpe bei schwacher bis mittlerer Hitze in etwa 3 Min. hell backen.
Dann wenden, die Pfanne mehrmals rütteln und die andere Crêpe-
Seite ebenfalls in etwa 3 Min. hell backen.
3 Auf die gleiche Weise drei weitere Crêpes backen, dabei die Pfanne
vorher immer wieder mit etwas Öl einstreichen. Den Zimt in ein feines
Sieb geben, die Crêpes damit bestäuben und sofort servieren.

Pfannkuchen mit Quarkfüllung

Für 4 Personen *Für den Teig:* 125 g Mehl | 1 Ei (M) | 200 ml
Milch | 3 Msp. Steviapulver | ca. 1 EL Öl | *Für die Füllung:*
1 Ei (M) | 250 g Sahnequark | 4 ½ Msp. Steviapulver | 1 Apfel |
3 EL Rosinen | Butter für die Form | 120 ml Milch

1 Für den Teig Mehl, Ei, Milch und Steviapulver in einer Rührschüssel
mit dem Schneebesen zu einem dickflüssigen Pfannkuchenteig rühren.
Eine beschichtete Pfanne erhitzen und mit etwas Öl einstreichen. Ein
Viertel des Teigs hineingeben und durch Schwenken verteilen. Den
Pfannkuchen bei mittlerer Hitze auf beiden Seiten in je etwa 2 Min. hell
backen. Auf diese Weise drei weitere Pfannkuchen zubereiten und abkühlen lassen. Den Backofen auf 200° (180° Umluft) vorheizen.
2 Für die Füllung das Ei trennen. Den Quark, das Eigelb und das Steviapulver in einer Rührschüssel mit dem Schneebesen glatt rühren.

TIPP
Wer auf Fruktose ver-
zichten möchte, sollte die
Quarkfüllung ohne Apfel
und Rosinen zubereiten.

3 Den Apfel vierteln, schälen, das Kerngehäuse entfernen und die Viertel in kleine Würfel schneiden. Die Rosinen mit dem Apfel unter die Quarkmasse rühren. Das Eiweiß in einer Rührschüssel mit den Quirlen des Handrührgeräts steif schlagen und unter die Quarkmasse heben.

4 Eine Auflaufform mit Butter einfetten. Jeden Pfannkuchen mit einem Viertel der Quarkmasse bestreichen, aufrollen und in die Form legen.

5 Die Pfannkuchen im Ofen (Mitte) 10 Min. backen. Dann die Milch darübergießen und die Pfannkuchen weitere 20 Min. backen.

Milchreis mit Erdbeeren

Für 2 Personen 300 ml Milch | 1 ½ Msp. Steviapulver | 50 g Milchreis | 100 g Erdbeeren

1 Die Milch mit dem Steviapulver in einem Topf zum Kochen bringen. Den Milchreis einstreuen und bei schwacher Hitze unter gelegentlichem Rühren etwa 10 Min. köcheln lassen. Die Herdplatte ausschalten und den Reis zugedeckt etwa 20 Min. quellen lassen. Den Milchreis auf zwei Schälchen verteilen und nach Belieben abkühlen lassen.

2 Die Erdbeeren waschen, putzen, halbieren oder vierteln und auf dem Milchreis verteilen.

TIPP
Wenn Sie auf Fruktose achten müssen, genießen Sie den Milchreis einfach ohne Erdbeeren.

Kokoscreme mit Ananas

Für 2 Personen 100 ml Kokosmilch | 150 ml Milch | 2 ½ Msp. Steviapulver | 2 EL Kokosraspel | 1 EL Speisestärke | 150 g Ananas

1 Die Kokosmilch, Milch, Steviapulver und Kokosraspel in einem kleinen Topf zum Kochen bringen. Die Speisestärke mit 3 EL Wasser glatt rühren und unter die Kokosmilch rühren. Aufkochen lassen und die Kokosmischung auf Schälchen verteilen.

2 Die Ananas schälen und den harten Strunk entfernen. Das Fruchtfleisch in kleine Würfel schneiden und auf der abgekühlten Creme verteilen.

 TIPP: Wer auf Fruktose verzichten möchte, bereitet die Kokoscreme ohne Ananas zu.

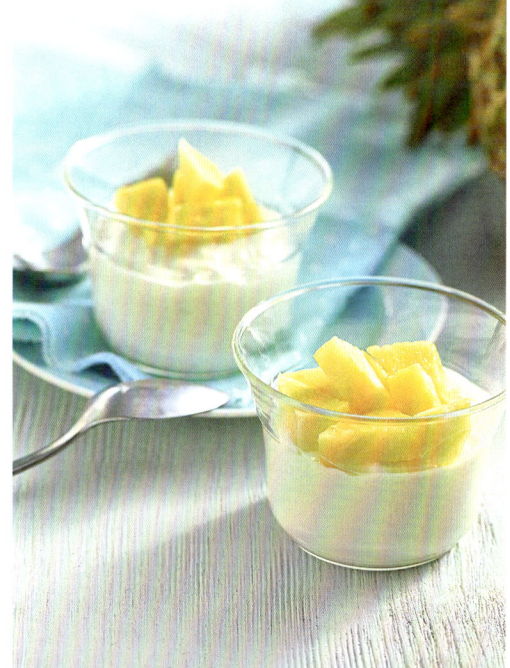

TIPP

Pflaumenmus ist nicht nur auf Brot der Hit, es schmeckt auch in Quarkspeisen, auf Keksen oder in Kuchen lecker.

Winterliches Pflaumenmus

Für 1 Schraubglas (400 ml Inhalt) 250 g getrocknete Pflaumen | 3 Msp. Steviapulver | je 1 Msp. Zimtpulver und Lebkuchengewürz

1 Die Pflaumen in 400 ml Wasser 12 Std. (oder über Nacht) einweichen. Dann das Einweichwasser abgießen. Die Pflaumen mit Steviapulver, Zimt und Lebkuchengewürz in einen hohen Becher geben und mit dem Stabmixer zu einem feinen Mus pürieren.
2 Das Mus in das heiß ausgespülte Schraubglas füllen und verschließen. Das Pflaumenmus hält sich im Kühlschrank 2–3 Wochen.

Aprikosenkonfitüre

Für 1 Schraubglas (400 ml Inhalt) 200 g getrocknete Aprikosen (ungeschwefelt) | ½ TL Steviapulver

1 Die Aprikosen in ½ l Wasser 12 Std. (oder über Nacht) einweichen. Dann die Früchte mit dem Einweichwasser in einen hohen Becher geben und mit dem Stabmixer grob pürieren.
2 Die Fruchtmasse mit dem Steviapulver in einem Topf zum Kochen bringen. Offen bei schwacher Hitze unter gelegentlichem Rühren etwa 40 Min. köcheln lassen, bis ein dickflüssiges Fruchtmus entstanden ist.
3 Die Konfitüre in das heiß ausgespülte Schraubglas füllen und verschließen. Die Aprikosenkonfitüre hält sich im Kühlschrank etwa 2–3 Wochen.

Süße Chili-Cashewkerne

Für 200 g je ½ TL Chili- und Currypulver | 1 Msp. Steviapulver | 200 g Cashewkerne | 1 TL Salz

1 Den Backofen auf 170° (150° Umluft) vorheizen. Chili, Curry und Stevia mit 4 EL Wasser verrühren. Die Cashewkerne untermischen. Die Cashewkerne auf einem Backblech verteilen und im Ofen (Mitte) etwa 15 Min. rösten.
2 Die Kerne mit Salz mischen, abkühlen lassen.

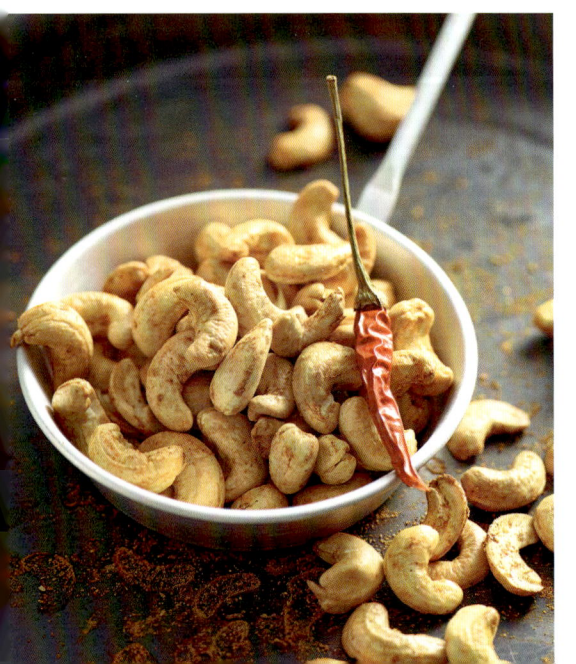

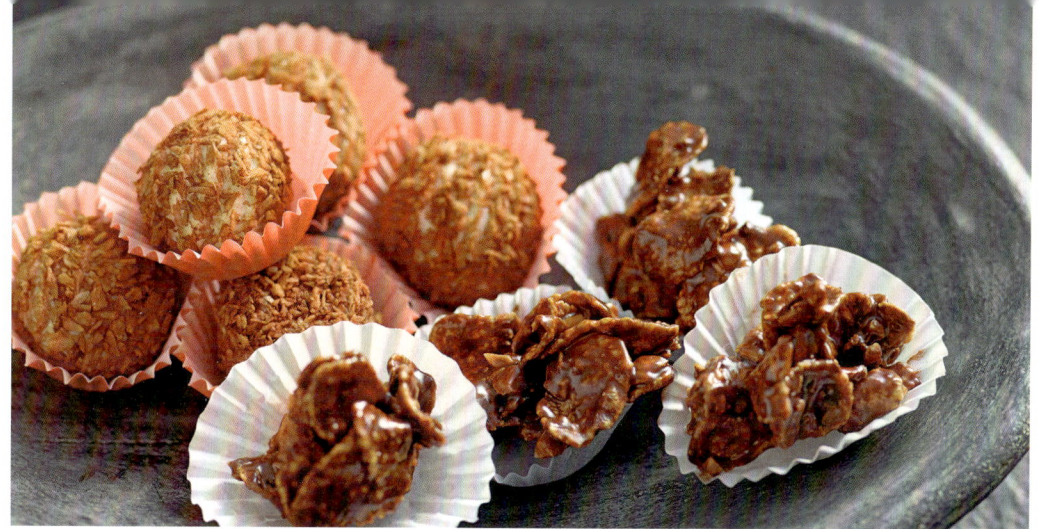

Knusperflakes mit Mandeln

Für 30 Stück   40 g gehackte Mandeln | 100 g Kokosfett |
1 ½ Msp. Steviapulver | 1 EL Kakaopulver   40 g Cornflakes
(ohne Zucker)

1 In einer Pfanne die Mandeln bei mittlerer Hitze unter häufigem Rühren hellbraun rösten. Dann auf einem Teller abkühlen lassen.

2 Das Kokosfett mit Steviapulver und Kakao in einen Topf geben und schmelzen lassen. Vom Herd nehmen und die Mandeln mit den Cornflakes unterrühren. Die Mandel-Cornflakes-Mischung teelöffelweise auf ein mit Backpapier ausgelegtes Backblech setzen und erstarren lassen.

Kokospralinen

Für 15 Stück 200 g Kokosmilch | 1 EL Butter | 1 gestr. TL Steviapulver | 100 g Kokosraspel | 2 TL Kakaopulver

1 In einem Topf die Kokosmilch mit Butter, Steviapulver und der Hälfte der Kokosraspel erhitzen und unter ständigem Rühren 12–15 Min. zu einer dicklichen Kokosmasse einköcheln lassen.

2 Den Topf vom Herd nehmen, 20 g Kokosraspel unter die Masse mischen und abkühlen lassen.

3 Die restlichen Kokosraspel mit dem Kakao in einem tiefen Teller mischen. Mit einem Teelöffel kleine Portionen von der Kokosmasse abstechen und mit angefeuchteten Händen zu Kugeln formen. Die Kokospralinen in der Kokos-Kakao-Mischung wenden.

TIPP
Verpacken Sie ein paar Knusperflakes oder Kokospralinen in einer dekorativen Dose oder einem Zellophanbeutel mit einem hübschen Band und Sie haben ein edles Mitbringsel für Naschkatzen.

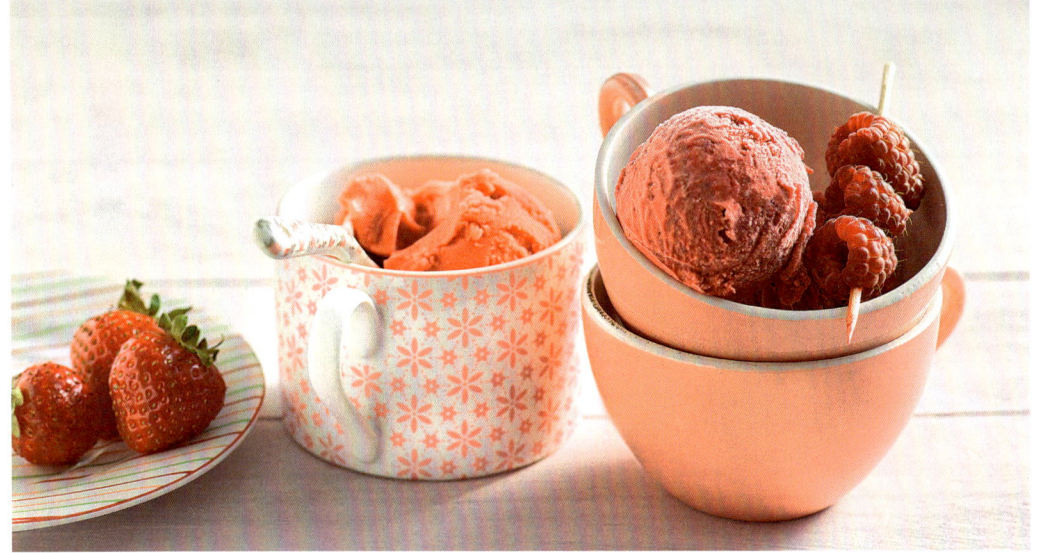

Himbeer-Blitzeis

TIPP

Sie haben keine Eismaschine? Geben Sie die Eismasse einfach ins Tiefkühlfach und rühren sie alle 5 bis 10 Min. mit einem Schneebesen kräftig durch, damit sich keine Kristalle bilden.

Für 2 Personen 200 g Himbeeren (TK) | 1 gestr. TL Steviapulver | 50 ml Milch | 100 g Sahne

Die tiefgefrorenen Himbeeren, das Steviapulver, die Milch und die Sahne in einem hohen Becher mit dem Stabmixer pürieren. Das Himbeer-Blitzeis auf Schälchen verteilen und sofort servieren.

VARIANTE: Natürlich können Sie Blitzeis auch mit vielen anderen Früchten zubereiten. Allerdings müssen Sie die Früchte dafür vorher tiefkühlen: Schneiden Sie dafür die frischen Früchte in sehr kleine Würfel und lassen Sie sie etwa 30 Min. bis 1 Std. im Tiefkühlgerät gefrieren.

Erdbeereis

Für 4 Personen 300 g Erdbeeren (frisch oder TK) | 3 Msp. Steviapulver | 200 ml Milch | 150 g Sahne | 2 Eigelbe (M)

TIPP

Wenn Eis im Tiefkühlfach sehr hart gefroren ist, stellen Sie es vor dem Servieren etwa 30 Min. in den Kühlschrank.

1 Die Erdbeeren waschen und putzen oder fast auftauen lassen.

2 Die Erdbeeren mit dem Steviapulver und der Milch in einem hohen Becher mit dem Stabmixer fein pürieren. Die Sahne mit den Eigelben verquirlen und unter die Erdbeermilch mixen.

3 Das Erdbeerpüree in der Eismaschine etwa 40 Min. zu einem cremigen, halbfesten Eis rühren oder im Tiefkühlfach etwa 1½ Std. gefrieren lassen (siehe Tipp links). Mit einem Esslöffel Nocken vom Eis abstechen und auf Schälchen verteilen.

Schoko-Erdnuss-Eis

Für 4 Personen 150 g Sahne | 2 Eigelbe (M) | 3 Msp. Steviapulver | 1 EL Kakaopulver | 200 ml Milch | 2 EL Erdnussmus (ohne Zucker) | 40 g grob gehackte Erdnüsse (ungesalzen)

1 Die Sahne mit den Quirlen des Handrührgeräts fast steif schlagen. Die Eigelbe, Steviapulver, Kakao und Milch mit den Quirlen des Handrührgeräts verrühren, bis sich der Kakao aufgelöst hat. Das Erdnussmus unterrühren und die Sahne mit den Erdnüssen unterheben.
2 Die Masse in der Eismaschine etwa 40 Min. zu einem cremigen, halbfesten Eis rühren oder im Tiefkühlfach etwa 1½ Std. gefrieren lassen (siehe Tipp linke Seite). Mit einem Esslöffel Nocken vom Eis abstechen.

Mandel-Zimt-Eis

Für 4 Personen 4 Eigelb (M) | 3 Msp. Steviapulver | 1 Msp. Zimtpulver | 1 gestr. TL Vanillepulver | Kardamompulver | 150 g Sahne | 200 ml Milch | 60 g gemahlene blanchierte Mandeln

1 Die Eigelbe mit dem Steviapulver, dem Zimt sowie Vanillepulver und 1 Prise Kardamom in einer Rührschüssel glatt rühren. Die Sahne, die Milch und die Mandeln unterrühren.
2 Die Masse in der Eismaschine etwa 40 Min. zu einem cremigen, halbfesten Eis rühren oder im Tiefkühlfach etwa 1½ Std. gefrieren lassen (siehe Tipp linke Seite). Mit einem Esslöffel Nocken vom Eis abstechen.

TIPP

Verwenden Sie für Eisrezepte nur sehr frische Eier. Falls Sie auf die Eier verzichten möchten, nehmen Sie statt 1 Eigelb 50 g Sahne mehr.

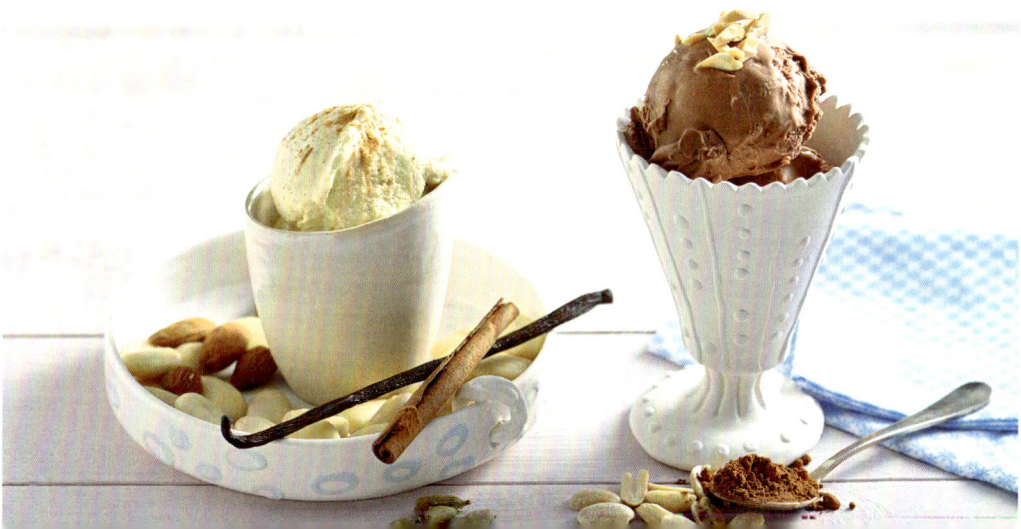

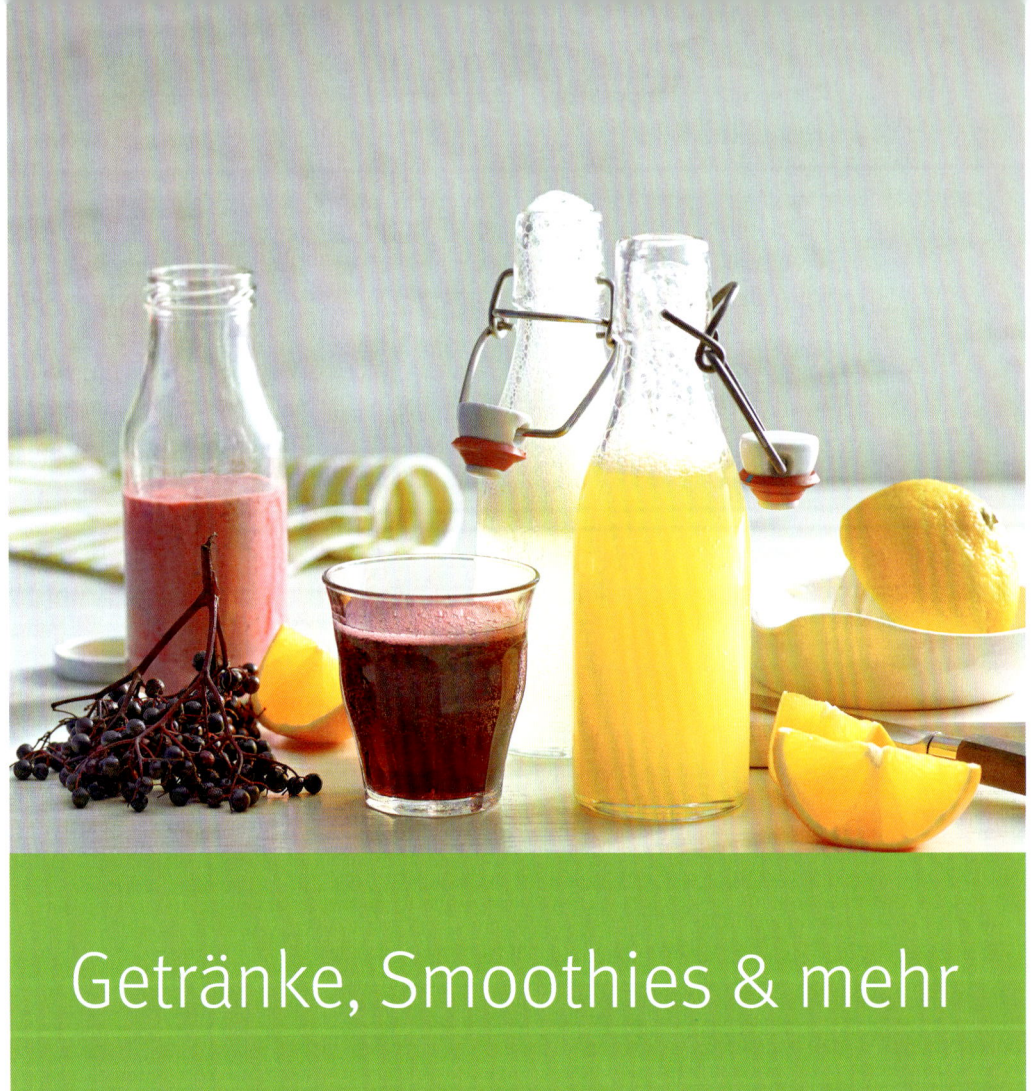

Getränke, Smoothies & mehr

Süße Getränke können richtige Kalorienbomben sein. Wussten Sie, dass 1 l »normale« Limonade etwa 100 g Zucker und damit 400 Kalorien enthält? Probieren Sie die folgenden Rezepte mit Stevia und finden Sie Ihr neues leichtes Lieblingsgetränk. Oder lassen Sie Ihrer Fantasie freien Lauf und experimentieren Sie mit Ihren Lieblingsfrüchten. Verwenden Sie Stevia dabei nur in sehr geringen Mengen. Falls das Getränk dann doch nicht süß genug sein sollte – Nachsüßen ist vollkommen problemlos.

Zitronenlimonade

Für 2 Personen Saft von 1 Zitrone | 3 Msp. Steviapulver |
300 ml Mineralwasser (mit viel Kohlensäure)

Den Zitronensaft mit dem Steviapulver verrühren, bis sich das Pulver
aufgelöst hat. Die Zitronensaftmischung auf zwei Gläser verteilen und
mit dem Mineralwasser auffüllen.

Orangenlimonade

Für 2 Personen Saft von 1 Orange | 1 ½ Msp. Steviapulver |
300 ml Mineralwasser (mit viel Kohlensäure)

Den Orangensaft mit dem Steviapulver verrühren, bis sich das Steviapulver aufgelöst hat. Die Orangensaftmischung auf zwei Gläser verteilen und mit dem Mineralwasser auffüllen.

Holunderlimonade

Für 2 Personen 100 ml Holundersaft | 1 Msp. Steviapulver |
300 ml Mineralwasser (mit viel Kohlensäure)

Den Holundersaft mit dem Steviapulver verrühren, bis sich das Pulver
aufgelöst hat. Die Holundersaftmischung auf zwei Gläser verteilen und
mit dem Mineralwasser auffüllen.

Bunter Fruchtcocktail

Für 2 Personen 50 ml Holundersaft | 50 ml Apfelsaft | Saft von
1 Zitrone | ½ Msp. Steviapulver | 200 ml Multivitaminsaft |
200 ml Sekt (oder Mineralwasser mit viel Kohlensäure)

1 Den Holunder- und den Apfelsaft jeweils in eine Eiswürfelform
geben und im Tiefkühlfach etwa 3 Std. gefrieren lassen.
2 Dann den Zitronensaft mit dem Steviapulver verrühren, bis sich das
Pulver aufgelöst hat. Den Multivitaminsaft und den Sekt auf zwei große
Cocktailgläser verteilen, die Zitronensaftmischung dazugeben und
leicht verrühren. Jeweils die Hälfte der Fruchteiswürfel hineingeben
und die Cocktails mit einem Strohhalm servieren.

TIPP

Kinder haben an Limona-
den besonders großen
Spaß, wenn bunte Eiswür-
fel darin schwimmen.
Frieren Sie dafür einfach
Holunder-, Kirsch-, Bana-
nen- und Pfirsichsaft in
Eiswürfelbehältern ein.

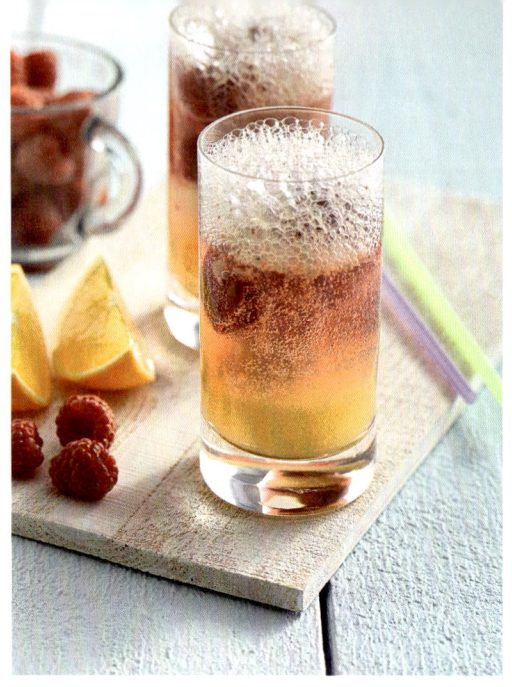

Orangenschorle mit Himbeerwürfeln

Für 2 Personen 100 g Himbeeren (frisch oder TK) | 1 ½ Msp. Steviapulver | Saft von 2 Orangen | 200 ml Mineralwasser

1 Die Himbeeren verlesen bzw. auftauen lassen, mit dem Steviapulver in einen hohen Becher geben und mit dem Stabmixer kurz pürieren. Das Püree in eine Eiswürfelform geben und im Tiefkühlfach etwa 1 Std. gefrieren lassen.
2 Dann den Orangensaft auf zwei große Longdrinkgläser verteilen. Das Mineralwasser angießen und jeweils die Hälfte der Himbeereiswürfel in die Gläser geben.

TIPP
An heißen Sommertagen ist Frozen Melone mit Ingwer-Wasser ein wunderbar erfrischendes Highlight.

Frozen Melone mit Ingwer-Wasser

Für 4 Personen 400 g Honigmelone | 1 Stück Ingwer (ca. 3 cm) | 1 ½ Msp. Steviapulver

1 Die Melone achteln, entkernen, schälen und das Fruchtfleisch in Würfel schneiden. Die Melonenwürfel in einen hohen Becher geben und mit dem Stabmixer fein pürieren.
2 Den Ingwer schälen, fein reiben und mit 300 ml Wasser und dem Steviapulver unter das Melonenpüree mixen. Die Melonen-Ingwer-Mischung im Tiefkühlfach etwa 2 Std. anfrieren lassen.
3 Die Frozen Melone erneut mit dem Stabmixer durchrühren und in vier Longdrinkgläser verteilen. Mit Strohhalmen und nach Belieben mit langen Löffeln servieren.

TIPP
Wer auf Fruktose verzichten möchte, bereitet den Bananen-Smoothie einfach ohne Kirscheiswürfel zu.

Bananen-Smoothie mit Kirscheiswürfeln

Für 2 Personen 1 Banane | 300 ml Milch | ½ Msp. Steviapulver | 100 ml Kirschsaft

1 Die Banane schälen und in Scheiben schneiden. Die Bananenstücke, die Milch und das Steviapulver in einem hohen Becher mit dem Stabmixer fein pürieren. Die Bananenmilch etwa 1 ½ Std. ins Tiefkühlfach stellen, bis sie an den Rändern angefroren, aber nicht durchgefroren ist. Den Kirschsaft in eine Eiswürfelform geben und im Tiefkühlfach etwa 1½ Std. gefrieren lassen.

2 Die Bananenmilch erneut mit dem Stabmixer pürieren und auf zwei Gläser verteilen. Jeweils die Hälfte der Kirschsafteiswürfel in die Gläser geben und die Bananen-Smoothies mit Strohhalmen oder Strohhalmlöffeln servieren.

Mango-Kokos-Smoothie

Für 2 Personen 200 g Mango | 100 g Kokosmilch | 1 EL Kokosraspel | 1½ Msp. Steviapulver

1 Die Mango schälen, das Fruchtfleisch zuerst vom Stein, dann in sehr kleine Würfel schneiden. Die Mangowürfel auf einem Teller verteilen und etwa 30 Min. im Tiefkühlfach gefrieren lassen.

2 Die gefrorenen Mangowürfel mit der Kokosmilch, den Kokosraspeln und dem Steviapulver in einem hohen Becher mit dem Stabmixer cremig pürieren.

3 Den Mango-Kokos-Smoothie auf zwei Gläser verteilen und mit Strohhalmen oder Strohhalmlöffeln servieren.

TIPP
Wenn Sie auf Fruktose achten müssen, sollten Sie die Mango durch Bananen ersetzen. Bananen sind auch bei Fruktosemalabsorption gut verträglich.

Heidelbeer-Trinkjoghurt

Für 4 Personen 150 g Heidelbeeren (frisch oder TK) | 1½ Msp Steviapulver | 600 g Naturjoghurt | 200 ml Milch

1 Die Heidelbeeren waschen bzw. auftauen lassen. Die Beeren mit dem Steviapulver in einen hohen Becher geben und mit dem Stabmixer fein pürieren.

2 Den Joghurt mit der Milch cremig rühren und auf vier Gläser verteilen.

3 Die pürierten Heidelbeeren ebenfalls auf die Gläser verteilen und mit einem Strohhalm leicht unter die Joghurtcreme mischen, sodass am Glasrand Muster entstehen.

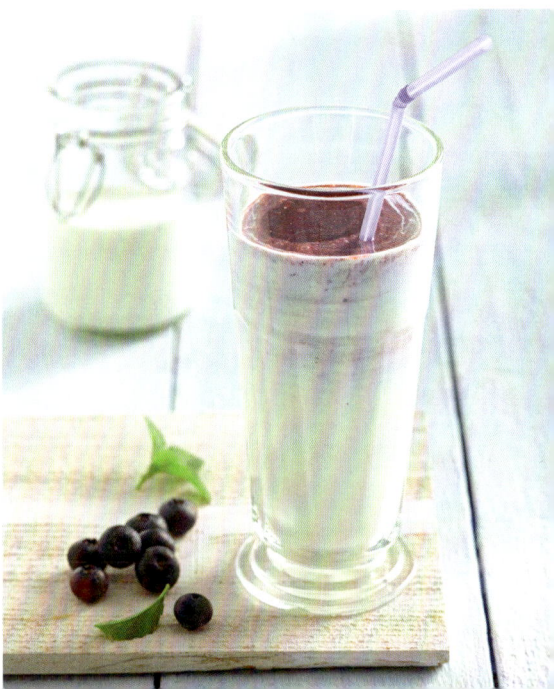

Balsamico-Senf-Dressing

Für ca. 60 ml 4 EL Olivenöl | 2 EL Aceto balsamico | ½ TL Senf | 1 ½ Msp. Steviapulver | Salz

1 Alle Zutaten in einem Schälchen mit einer Gabel oder einem kleinen Schneebesen gut verrühren. Oder alle Zutaten in ein Schraubglas füllen und durch kurzes, kräftiges Schütteln zu einem Dressing mischen.
TIPP: Das Allround-Dressing passt gut zu Blattsalaten, deshalb lohnt es sich, eine größere Menge davon zuzubereiten. Im Kühlschrank hält es sich mehrere Wochen.

Himbeer-Dressing

Für ca. 140 ml 100 g Himbeeren (TK) | 1 EL Zitronensaft | 4 EL geschmacksneutrales Öl | 1 ½ Msp. Steviapulver | Salz | Pfeffer

1 Die Himbeeren auftauen lassen und in einem Schälchen mit einer Gabel verrühren.
2 Den Zitronensaft, das Öl, 2 EL Wasser und das Steviapulver mit den Himbeeren kräftig verrühren. Die Vinaigrette mit Salz und Pfeffer abschmecken.
TIPP: Die Himbeer-Vinaigrette passt gut zu kräftigen Blattsalaten, z. B. zu Feldsalat, Rucola, Römersalat, vor allem auch in Kombination mit Geflügelstreifen. bzw. gebackenen Ziegen-Camembert-Scheiben.

Orangen-Curry-Dressing

Für ca. 175 ml Saft von ½ Orange | 150 g Naturjoghurt | ¼ Knoblauchzehe | 1 Stück Ingwer (ca. 2 cm) | Salz | Currypulver | ½ Msp. Steviapulver

1 Den Orangensaft mit dem Joghurt glatt rühren. Die Knoblauchzehe schälen und durch die Knoblauchpresse zum Joghurt drücken. Den Ingwer schälen, fein reiben und mit dem Knoblauch unter den Joghurt mischen.
2 Die Orangensauce mit Salz, Currypulver und Steviapulver abschmecken.
TIPP: Die Orangen-Currysauce passt gut zu geraspelten Möhren oder Roter Bete. Nach Belieben vor dem Servieren süße Chili-Cashewkerne (siehe S. 112) darüberstreuen.
 Wer auf Fruktose verzichten möchte, ersetzt die Orange durch 1 TL Essig.

Dill-Senf-Dressing

Für ca. 100 ml 1 EL Crème fraîche (40 g) | 50 ml Milch | 1 TL mittelscharfer Senf 1 TL gehackter Dill | 2 TL Zitronensaft | ½ Msp. Steviapulver | Salz

Alle Zutaten in einer kleinen Schüssel mit dem Schneebesen zu einer glatten Sauce verrühren.
TIPP: Die Dill-Senf-Sauce passt zu Fisch (frisch oder geräuchert) und zu Gurken.

PIKANTE SAUCEN

Ketchup ⊘

Für ca. 120 ml 100 g Tomatenmark | 2 EL weißer Aceto balsamico | 4 ½ Msp. Steviapulver | Salz | Pfeffer

1 Alle Zutaten mit 3 EL Wasser in eine kleine Rührschüssel geben und mit dem Schneebesen zu einem dickflüssigen Ketchup verrühren.

TIPP: Ketchup passt zu gegrilltem Fleisch und zu Würstchen und ist eine beliebte schnelle Pastasauce.

Aprikosen-Meerrettich-Dip

Für ca. 300 ml 5 Aprikosen | Saft von 1 Zitrone | 1 Msp. Steviapulver | 200 g Mascarpone | 1 TL Meerrettich (aus dem Glas) | Salz

1 Die Aprikosen waschen und entkernen. 3 Aprikosen, Zitronensaft und Steviapulver in einem hohen Becher mit Hilfe des Stabmixers fein pürieren.

2 Die Mascarpone und den Meerrettich gründlich unterrühren und mit wenig Salz abschmecken.

3 Die restlichen Aprikosen in kleine Würfel schneiden und unter den Dip rühren.

TIPP: Der fruchtig-scharfe Dip passt zu geräuchertem Fisch, aber auch zu Geflügel- und Wildgerichten oder ganz einfach zu frischem Baguette.

Ziegenfrischkäse-Dip mit Melone

Für ca. 350 ml 100 g Honigmelone (geschält) | 200 g Ziegenfrischkäse | 4 EL Milch | 2 EL Limettensaft | 1 Msp. Steviapulver | Salz | Pfeffer

1 Die Honigmelone von den Kernen befreien und das Fruchtfleisch in sehr kleine Würfel schneiden.

2 Den Ziegenfrischkäse mit der Milch und dem Limettensaft in einem kleinen Gefäß mit einem Schneebesen glatt rühren. Die Melonenwürfel untermischen und mit Steviapulver, Salz und Pfeffer abschmecken.

TIPP: Der fruchtige Dip passt zu kräftigem Fleisch, etwa zu Lammfleisch, aber auch einfach zu Salat oder Pellkartoffeln.

Feigen-Chutney

Für ca. 150 ml 4 Feigen | 1 Stück Ingwer (ca. 3 cm) | ½ Msp. Steviapulver | 2 EL Zitronensaft | Chilipulver | Salz

1 Die Feigen waschen, putzen und in feine Würfel schneiden. Den Ingwer schälen und fein reiben.

2 Feigen, Ingwer und Steviapulver mit 2 EL Wasser erhitzen. Den Zitronensaft dazugeben und etwa 1 Min. einkochen lassen. Mit Chilipulver und Salz würzig abschmecken.

TIPP: Feigen-Chutney schmeckt besonders gut zu reifem Käse, z. B. Bergkäse.

Bücher, die weiterhelfen

Flemmer, Dr. Andrea: **Echt süß! Gesunde Zuckeralternativen im Vergleich.** VAK Verlags GmbH, Kirchzarten bei Freiburg

Flemmer, Dr. Andrea: **Gesunde Ernährung ab 40.** Schlütersche Verlagsanstalt

Flemmer, Dr. Andrea: **Nervennahrung. Das richtige Essen für starke Nerven und ein gutes Gedächtnis.** Schlütersche Verlagsanstalt

Geuns, Prof. Dr. Jan M. C. : **Stevia und Steviolglykoside – Die nackte Wahrheit über Stevia oder die bloßgestellten Politiker.** Euprint ed., Belgien

Kamp, Anne / Schäfer, Christiane: **Köstlich essen. Fruktose, Laktose und Sorbit vermeiden.** Trias Verlag

Kienle, Dr. Udo: **Stevia rebaudiana – Der Zucker des 21. Jahrhunderts.** Spurbuchverlag, Baunach

Klock, Peter, Monika und Thorsten: **Stevia – gesunde Süße selbst gemacht. Anzucht, Wirkung, Rezepte.** BLV Verlag

Simonsohn, Barbara: **Stevia. Sündhaft süß und urgesund.** Windpferd Verlag

Wirth, Alfred: **Adipositas.** Springer Verlag

BÜCHER AUS DEM GRÄFE UND UNZER VERLAG

Betz, Andrea: **Die richtige Ernährung bei Bluthochdruck, Übergewicht, Diabetes, Cholesterin**

Bohlmann, Friedrich / Fritzsche, Doris / Szwillus, Marlisa: **Das Große Diabetiker-Kochbuch**

Braun, Yvonne / Adam, Olaf: **Die Zucker-Fett-Falle**

Casparek-Türkkan, Erika: **Gesund essen. Die 30-Minuten-Küche für Diabetiker.**

Despeghel, Dr. Michael: **Ran an den Bauch. Das Ernährungsprogramm**

Elmadfa, I. / Aign, W. / Muskat, E. / Fritzsche, D.: **Die große GU-Nährwert-Kalorientabelle**

Fritzsche, Doris: **Diabetes. Der Ernährungs-Kompass**

Grillparzer, Marion: **Glyx – schnelle Rezepte**

Hofmann, Dr. Inge: **Schlank ab 40**

Kamp, Anne / Schäfer, Christiane: **Gesund essen. Fruktosearm genießen.**

Dank

Wir möchten allen danken, die zum Gelingen dieses Buches beigetragen haben. Besonderer Dank gilt Herrn Peter Grosser, Geschäftsführer von MedHerbs und Vizepräsident von EUSTAS, für seine kompetente Unterstützung in Rechts- und anderen Fragen rund um Stevia. Dank gebührt auch Herrn Johannes Enzler von der Bayerischen Landesanstalt für Landwirtschaft, Institut für Ernährung und Markt, für seine kompetenten Auskünfte zur Gesetzeslage rund um Bio-Stevia, ebenso Frau Biegling und Frau Stahr-Sedaghat, vom Referat 521, Ökologischer Landbau, Sachgebiet EU-ÖKO-Verordnung / Bundesanstalt für Landwirtschaft und Ernährung.

Adressen, die weiterhelfen

aid Infodienst Verbraucherschutz, Ernährung, Landwirtschaft e.V.

Heilsbachstr. 16
53123 Bonn
www.aid.de
Informationen aus Wissenschaft und Praxis,
verständlich aufbereitet

Deutsche Diabetes Gesellschaft (DDG)

Reinhardtstr. 31
10117 Berlin
www.deutsche-diabetes-gesellschaft.de
Informationen und Hintergrundinformationen
rund um Diabetes sowie Hilfe bei der Arztsuche

Deutsche Gesellschaft für Ernährung e.V.

Godesberger Allee 18
53175 Bonn
www.dge.de
Ernährungsinformationen sowie Tipps bei Into-
leranzen, Übergewicht und Gewichtsreduktion

European Stevia Association (EUSTAS)

Maladeta, 20
ES–22300 Barbastro (Huesca) / Spanien
www.eustas.org
Gemeinnützige Organisation zur Förderung,
Untersuchung und Entwicklung von Stevia.

Europäisches Stevia Forschungs-zentrum (ESC)

Prof. Jan M. C. Geuns / Prof. Johan Buyse
Kasteelpark Arenberg 30
B–3001 Leuven, Belgien
www.kuleuven.ac.be/bio/biofys/ESC
Das Hauptziel des ESC ist die Förderung und
Koordination aller wissenschaftlicher Aktivitä-
ten rund um Stevia und Steviolglykoside.

www.freestevia.de

Alles über Stevia sowie detaillierte Informationen zu Ernährungs-, Gesundheitsfragen sowie
jede Menge Rezepte und Produkte

www.lecker-ohne.de

Rezepte, Tipps und Foren zu verschiedenen
Unverträglichkeiten und Erkrankungen sowie
zum Abnehmen ohne Jo-Jo-Effekt

MedHerbs

Aunelstr. 70
65199 Wiesbaden
www.medherbs.de
Online-Shop für Steviaprodukte, Süßmittel und
Heilkräuter

Österreichische Gesellschaft für Ernährung

Zimmermanngasse 3
A–1090 Wien
www.oege.at
Wissenschaftliche Infos rund um Ernährung
praxisnah aufbereitet

Schweizerische Gesellschaft für Ernährung (SGE)

Schwarztorstr. 87
CH–3001 Bern
www.sge-ssn.ch
Infos rund um gesunde Ernährung

www.was-wir-essen.de

Informationen rund um Ernährung, Landwirtschaft, Gartenbau und Verbraucherschutz mit
umfangreichem Serviceangebot und kostenlosen
Expertenforen

Sachregister

Rezeptregister

Impressum

Projektleitung: Maria Hellstern

Lektorat: Gertrud Köhn

Bildredaktion: Henrike Schechter, Julia Fell

Layout: independent Medien-Design, Claudia Hautkappe

Herstellung: Petra Roth

Satz: Gertrud Köhn

Reproduktion: Repro Ludwig, Zell am See

Druck: Firmengruppe APPL, aprinta druck, Wemding

Bindung: Firmengruppe APPL, sellier druck, Freising

ISBN 978-3-8338-2828-7

1. Auflage 2013

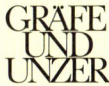

Ein Unternehmen der
GANSKE VERLAGSGRUPPE

Bildnachweis

Titelbild: Käsekuchen mit Heidelbeeren (S. 92)
Rückseite (li.): Windbeutel mit Mango-Sahnequark (S. 105)

Rezepte (Cover, Innenteil, U4 li.) und Stills (S. 44, 65, 86/87): Klaus Maria Einwanger, KME

Weitere Fotos: Aktion zahnfreundlich e.V.: S. 35; ddp images: S. 6/7, 80; GU/Mat Kovacic: S. 3 (li.); Flora Press/Biosphoto: U4 rechts; Flora Press Garten: S. 82; Food Centrale Hamburg: S. 17, 22; Fotolia: U2/1, 62/63; mauritius images: S. 38; Privat: S. 4; Shutterstock: S. 54, S. 11 (Composing: Mat Kovacic); Stock Food: S. 8, 68/69, 71

Illustrationen: Mat Kovacic/7mp.de (Button: fruktosearm); Arifé Aksoy (S. 24)

Umwelthinweis

Dieses Buch wurde auf chlorfrei gebleichtem Papier gedruckt. Um Rohstoffe zu sparen, haben wir auf Folienverpackung verzichtet.

Wichtiger Hinweis

Die Ratschläge und Hinweise in diesem Buch stellen die Meinung bzw. Erfahrung der Verfasserinnen dar. Sie wurden von den Autorinnen nach bestem Wissen erstellt und mit größtmöglicher Sorgfalt geprüft. Sie bieten jedoch keinen Ersatz für persönlichen kompetenten medizinischen Rat. Jede Leserin, jeder Leser ist für das eigene Tun und Lassen auch weiterhin selbst verantwortlich. Weder Autorinnen noch Verlag können für eventuelle Nachteile oder Schäden, die aus den im Buch gegebenen praktischen Hinweisen resultieren, eine Haftung übernehmen.

 www.facebook.com/gu.verlag

Die GU-Homepage finden Sie im Internet unter www.gu-online.de

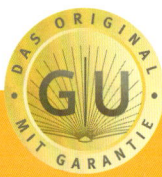

Unsere Garantie

Mit dem Kauf dieses Buches haben Sie sich für ein Qualitätsprodukt entschieden. Wir haben alle Informationen in diesem Ratgeber sorgfältig und gewissenhaft geprüft. Sollte Ihnen dennoch ein Fehler auffallen, bitten wir Sie, uns das Buch mit dem entsprechenden Hinweis zurückzusenden. Gerne tauschen wir Ihnen den GU-Ratgeber gegen einen anderen zum gleichen oder zu einem ähnlichen Thema um.

Liebe Leserin und lieber Leser,

wir freuen uns, dass Sie sich für ein GU-Buch entschieden haben. Mit Ihrem Kauf setzen Sie auf die Qualität, Kompetenz und Aktualität unserer Ratgeber. Dafür sagen wir Danke! Wir wollen als führender Ratgeberverlag noch besser werden. Daher ist uns Ihre Meinung wichtig. Bitte senden Sie uns Ihre Anregungen, Ihre Kritik oder Ihr Lob zu unseren Büchern. Haben Sie Fragen oder benötigen Sie weiteren Rat zum Thema? Wir freuen uns auf Ihre Nachricht!

GRÄFE UND UNZER VERLAG
Leserservice
Postfach 86 03 13
81630 München

Wir sind für Sie da!
Montag–Donnerstag: 8.00–18.00 Uhr
Freitag: 8.00–16.00 Uhr
Tel.: 0800/723 73 33
Fax: 0800/501 20 54
(kostenfreie Servicenummern)
E-Mail: leserservice@graefe-und-unzer.de

Neugierig auf GU?
Jetzt das GU Kundenmagazin und die GU Newsletter abonnieren.

Wollen Sie noch mehr Aktuelles von GU erfahren, dann abonnieren Sie unser kostenloses GU Magazin und/oder unseren kostenlosen GU-Online-Newsletter. Hier ganz einfach anmelden:
www.gu.de/anmeldung

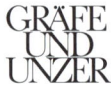

Ein Unternehmen der
GANSKE VERLAGSGRUPPE

GU PLUS Folder zum Buch

Stevia

Die gesunde & kalorienfreie Zuckeralternative

DR. ANDREA FLEMMER | ANNE KAMP

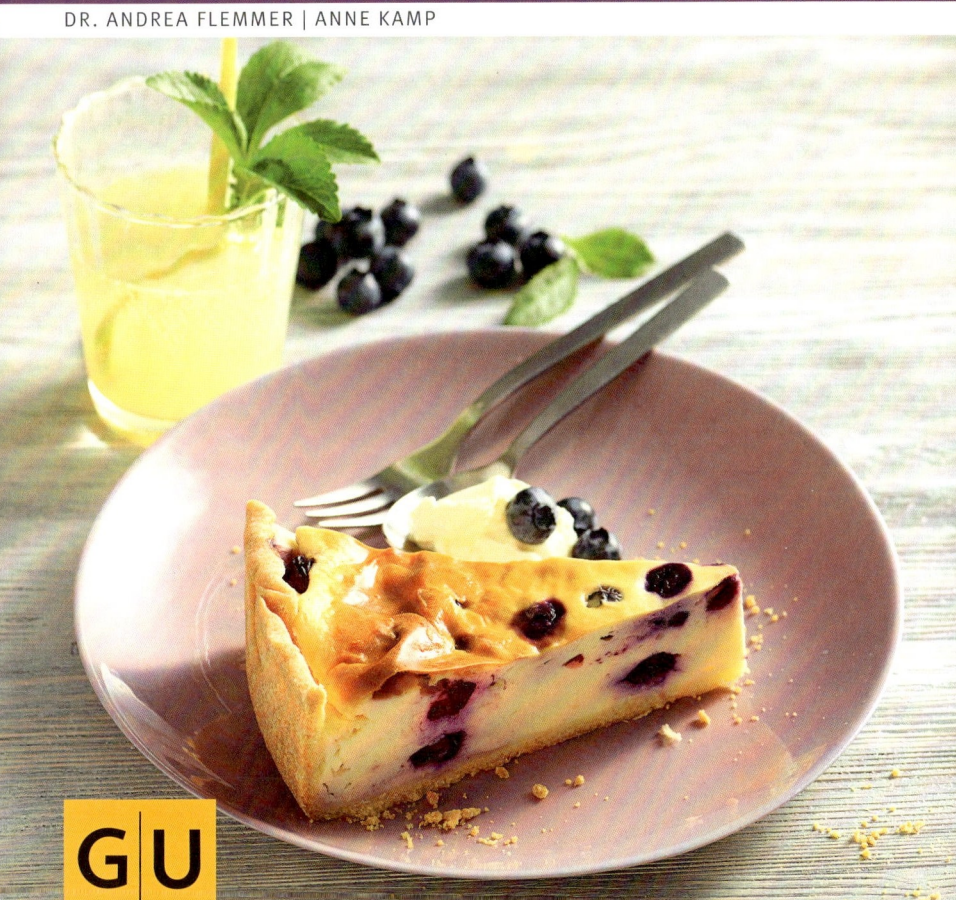

GU

AUSPROBIEREN UND OPTIMIEREN

Spätestens nachdem Sie einige Rezepte aus diesem Buch ausprobiert haben, werden Ihnen eigene Kuchen, Kekse oder Süßspeisen einfallen, die Sie künftig mit Stevia süßen möchten. Damit Sie möglichst schnell das nötige Fingerspitzengefühl für den natürlichen Süßstoff bekommen, ist es sinnvoll, ein Erfahrungsprotokoll zu führen, in dem Sie Ihre Back- und Kochergebnisse festhalten. Ein Beispiel, wie so ein Protokoll aussehen könnte, finden Sie rechts.

> In die erste Spalte tragen Sie den Rezeptnamen ein. Bei Ihren eigenen Standards, wie Quarkspeisen oder Pudding, ist auch die Mengenangabe wichtig, also wie viel Quark oder Milch Sie verarbeitet haben.

> In der zweiten Spalte steht dann das verwendete Steviaprodukt: Schreiben Sie hier nicht nur auf, ob es ein Pulver oder ein flüssiges Süßmittel war, sondern auch den Hersteller. Denn je nach Hersteller variiert auch die Süßkraft der Produkte.

> Damit Sie das nächste Mal wissen, wie viel Teelöffel, Messerspitzen oder Tropfen Stevia Sie verwendet haben, notieren Sie das in der dritten Spalte. Denn vielleicht ist der Kuchen oder der Pudding ja auf Anhieb so, wie er sein sollte. Dann haben Sie fürs nächste Mal eine Gedankenstütze.

> In der vierten Spalte steht das Ergebnis: War es perfekt? Vielleicht aber noch nicht süß genug oder gar zu süß? Bewerten Sie hier das Ergebnis.

> Überlegen Sie auch gleich beim ersten Verkosten, ob und wie Sie die Dosierung das nächste Mal ändern würden, damit der Kuchen oder die Süßspeise dann auch genauso wird, wie Sie es sich vorstellen. Tragen Sie diese Idee in die fünfte Spalte ein. Sie werden sehen, schon nach ein paar Versuchen haben Sie ein gutes Gefühl für die Steviamengen.

> Sie wollen nicht nur Stevia einsetzen, sondern es mit Zucker oder anderen natürlichen Süßmitteln wie Honig oder Dicksaft kombinieren? Auch diese Erfahrungen sollten Sie in der Tabelle festhalten. So ermitteln Sie nicht nur die richtige Süße, sondern auch das beste Aroma für Ihre Lieblingskuchen und Süßspeisen.

ERFAHRUNGSPROTOKOLL

Rezept	Stevia-produkt	Menge	Bewer-tung	Änderung beim nächsten Mal
Omas Sandkuchen	Daforto basic	1 gestr. TL	zu wenig süß	mit 2 gestr. TL probieren
Schokokuchen GU-Steviabuch S. 96	Daforto basic	3 gestr. TL	✓	perfekt!
Quarkspeise (500 g)	Stevia sana flüssig	20 Tropfen	zu süß	mit 15 Tropfen probieren
Sahne-Pudding (500 ml)	Daforto gold	½ Msp.	zu wenig Aroma	plus 1 EL Honig

SO VERWENDEN SIE STEVIA

Mit Stevia können Sie fast alles süßen, auch Speisen, die gekocht oder Teige, die gebacken werden, denn Stevia ist bis 200 °C hitzestabil. Milchreis, Kompott, Fruchtaufstriche sowie Pfannkuchen, Kuchen und Kekse funktionieren mit Stevia genauso gut wie mit Zucker. Stevia gibt es in vielerlei Formen – von den extrahierten Süßstoffen in Pulverform über flüssige Konzentrate bis hin zu den frischen Blättern, die Sie selbst auf dem Balkon oder im Garten ernten:

› **Steviapulver:** Es ist fast überall einsetzbar, jedoch nicht für Biskuits, Baisers, Krokant und Konfitüren.

› **Steviatabletten (-Tabs):** Sie eignen sich zum Süßen von warmen Getränken, wie Kaffee, Tee und Kakao, aber auch von gekochten Speisen.

› **Stevia-Dulce:** Den Extrakt können Sie überall dort anwenden, wo die Flüssigkeitsmenge keinen Einfluss auf die Konsistenz der Speise hat oder ausgeglichen werden kann, wie in Getränken, Kompotten, Quarkspeisen, Milchreis.

› **flüssiges Steviakonzentrat:** Es ist fast überall einsetzbar, jedoch nicht für Biskuits, Baisers, Krokant und Konfitüren.

› **frische Steviablätter:** Fein gehackt süßen die Blätter Obstsalate und verleihen Gemüsen sowie pikanten Salaten eine würzige Note. Wenn Sie die Blätter mit Teeblättern aufgießen, erhalten Sie einen süßen Tee.

› **getrocknete Steviablätter:** Geben Sie beim Aufbrühen von Tee oder Kaffee ½ TL zerbröselte Steviablätter pro Tasse mit in den Filter – Sie erhalten einen süßen Tee oder Kaffee. Mit den zerbröselten Blättern können Sie zudem Obstsalate süßen, aber auch Gemüsen und Salaten eine würzige Note verleihen.

Ausnahmen für das Süßen mit Stevia

› **Biskuit:** Durch das lange Schlagen von Eiern und Zucker wird der Teig leicht und luftig. Mit Stevia zubereiteter Biskuit funktioniert nicht.

› **Baiser:** Eine steif geschlagene Eiweiß-Zucker-Masse wird beim Backen kross. Baiser, der mit Stevia hergestellt wurde, verliert schon bald seine Konsistenz.

› **Krokant:** Dafür benötigt man eine besondere Eigenschaft von Zucker – er karamellisiert ab 150 °C und verändert dabei seine Farbe und seinen Geschmack.

› **Konfitüren:** Stevia konserviert nicht. Sie können damit zwar Fruchtaufstriche herstellen, die Sie bald verbrauchen, jedoch keine lang haltbaren Konfitüren.

SO DOSIEREN SIE RICHTIG

Das Dosieren von Stevia erfordert ein bisschen Erfahrung, weil seine Süßkraft je nach Produkt die von Zucker bis zum 450-fachen übersteigt. Achten Sie deshalb unbedingt auf die Packungsaufschriften. Dort ist in der Regel angegeben, wie hoch die Süßkraft des Produkts im Vergleich zu Zucker ist. Beherzigen Sie bei allen Produkten für die ersten Versuche die Regel: Lieber zu niedrig dosieren und eventuell nachsüßen, denn zu viel Stevia schmeckt irgendwann nicht mehr einfach nur süß, sondern lakritzeartig und bitter.

> Als Einstieg in das Süßen mit Stevia empfehlen sich Desserts wie Quarkspeisen oder Pudding. Geben Sie zuerst nur eine minimale Menge dazu, zum Beispiel eine winzige Messerspitze Pulver oder einige wenige Tropfen Flüssigkonzentrat. Kosten Sie, ob es schon süß genug ist.

> Probieren Sie ein paar Rezepte aus unserem Buch. So bekommen Sie erste Erfahrungen mit dem natürlichen Süßmittel beim Backen und können diese dann auch auf Ihre Lieblingskuchen umsetzen.

> Wir haben bei den Rezepten im Buch ein Steviapulver mit 300-facher Süßkraft verwendet und die Mengen in Messerspitzen oder Teelöffeln angegeben. Für das einfache Dosieren dieser Mini-Mengen können Sie auch spezielle Stevia-Dosierlöffel verwenden, die Sie über den Internethandel beziehen können. In der Tabelle unten finden Sie ein paar Beispiele, wie Sie Zucker in Steviapulver beziehungsweise in Dosierlöffel umrechnen können.

> Flüssige Steviakonzentrate haben meist einen praktischen Tropfenspender, mit dem sich gezielt dosieren lässt. Doch Sie können Flüssigkonzentrate auch mit einem Stevia-Dosierlöffel abmessen, er hat Messstriche für Milliliter.

Umrechnungstabelle

Zucker	Steviapulver *	Dosierlöffel
20 g	1 Msp.	2
60 g	½ gestr. TL	6
120 g	1 gestr. TL	12

* 300-fache Süßkraft

ERFAHRUNGSPROTOKOLL

Rezept	Stevia-produkt	Menge	Bewer-tung	Änderung beim nächsten Mal